（日）李启充 著 陈苏 译

美国医疗的光明与黑暗 续

——从生命维持治疗到患者权利

求真出版社

图书在版编目（CIP）数据

美国医疗的光明与黑暗续——从生命维持治疗到患者权利/（日）李启充著；陈苏译．—北京：求真出版社，2012.1

ISBN 978-7-80258-138-8

Ⅰ.①美… Ⅱ.①李… ②陈… Ⅲ.①医疗保健事业—研究—美国 Ⅳ.①R199.712

中国版本图书馆 CIP 数据核字（2011）第 214458 号

Authorized translation from the first Japanese language edition, entitled
李 啓充・著「続アメリカ医療の光と影　バースコントロール・終末期医療の倫理と患者の権利」

著作权合同登记号　图字：01-2010-0399 号

美国医疗的光明与黑暗续
——从生命维持治疗到患者权利

著　　者：（日）李启充
译　　者：陈　苏
出版发行：求真出版社
社　　址：北京市西城区太平街甲 6 号
邮政编码：100050
印　　刷：北京中印联印务有限公司
经　　销：新华书店
开　　本：880×1230　1/32
字　　数：130 千字
印　　张：6.25
版　　次：2012 年 1 月第 1 版　2012 年 1 月第 1 次印刷
书　　号：ISBN 978-7-80258-138-8/R·50
定　　价：26.00 元
编辑热线：（010）83190019　83190238
销售热线：（010）83190289　83190292　83190297

谨献给

父亲李英南

前 言

本书的中心议题是患者权利，也即患者自主权。

为什么选择这个话题呢？近年来，在日本发生的一些医疗事件显示出患者权利仍未得到充分尊重。

例如，一位医生因撤掉呼吸机而遭到警方调查，他的嫌疑是谋杀罪，“实施了安乐死”。类似案例不时出现，颇为典型。把终止生命维持治疗和安乐死混为一谈，这本身就反映出日本医学伦理的滞后。在美国，医生因撤掉呼吸机以谋杀罪被起诉也仅有一例，那是在 1982 年。而日本至今还频频出现这样的事例，真让人无语啊。

第一章，终止生命维持治疗的根本原则——患者自主权。以案例研究的形式，详细介绍医疗伦理领域的经典案例，了解美国确立终止生命维持治疗原则的沿革。

第二章，介绍美国医疗保险现状。近年来，在日本，一些人标榜制度改革、新自由主义，叫嚣减少公营、增加民营，提倡实行美国式医疗保险制度。谨此奉上他山之戒，也许有朝一日，日本医疗也会变成美国一般的景象？美国医疗保险制度以市场机制为主，他们信奉医疗不是基本人权，而是特权（取决于金钱）。日本新自由主义派也认为医疗不是国民应受到保障的基本权利，因而鼓吹在医疗上也应坚持自立、自助和自我责任原则。不得不警惕呀。

第三章，患者自主权源于个人隐私权。介绍口服避孕药开发及普及运动的历史；同时聚焦避孕药开发的风云人物。他们鲜明的个性以及在医学史上留下的伟大业绩，堪为后世景仰。

第四章，转换一下口味，来一些有关医疗的“轻松”话题。数则逸闻，也并非都是轻松的，个中辛酸，读之自明。

第五章，介绍日本患者权利运动现状，以与池永满律师的访谈权作后记。池永先生是日本开展患者权利运动的先驱性人物。在日本，终止生命维持治疗等不时成为热点话题，人们有时甚至群情激昂：“明明可以预见撤掉呼吸机会出现患者死亡的后果。人命重于泰山，为什么还要这样做?”真希望人们的讨论能更加深入，并认识到人权（患者的权利）也重于泰山！不胜之幸。

李启充

于马萨诸塞州牛顿市

2009 年 2 月

附记：

本书根据《周刊医学界新闻》（医学书院发行，日本）的连载《美国医疗的光明与黑暗续》（2004 年 10 月 4 日至 2007 年 6 月 18 日）及作者与池永满律师的访谈《患者权利实现了多少》等内容（2009 年 3 月 16 日）进行大幅修改、编订而成。

目 录

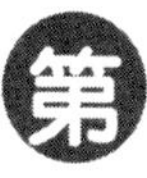

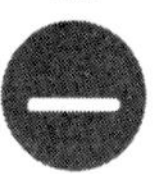

生命维持治疗与儿童癌症治疗

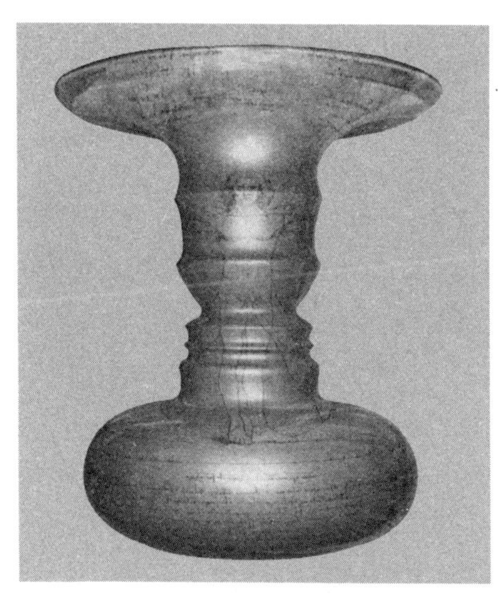

01 案例1 请撤掉呼吸机

卡伦·昆兰事件

1975年4月，刚满21岁的卡伦·昆兰（Karen Ann Quinlan）突然在朋友的生日宴会上昏厥。朋友们将她送回公寓，放到床上。15分钟后，卡伦停止呼吸了。朋友们一边呼叫救护车，一边实施人工呼吸。

卡伦被送到牛顿纪念医院（Newton Memorial Hospital）后，一直昏迷不醒，戴上了呼吸机。9天后，她又被转到有神经专科医生的圣-克莱尔医院（Saint Clare's Hospital），仍然没有任何好转的迹象。终于，她开始靠管饲维持生命。医生们一致诊断卡伦的病状已是持续性植物状态（Persistent Vegetative State，PVS）。

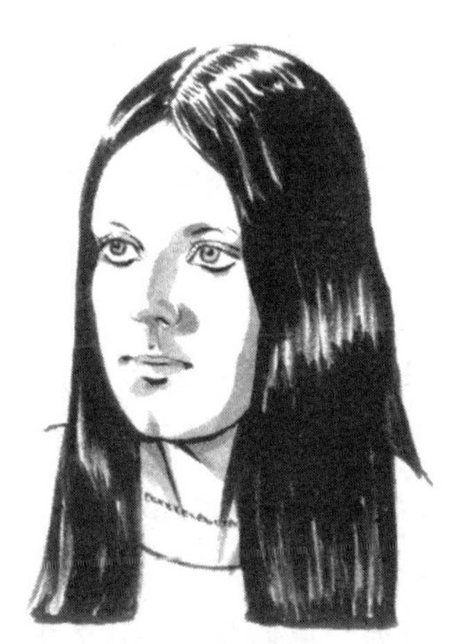

卡伦·昆兰

父母和家人悉心照料，但卡伦的情形还是让人不忍目睹。持续性植物状态一词可能让人联想到患者安详熟睡的样子。但卡伦总是竭力地将脖子扭来扭去，似乎要挣脱管饲管的束缚，还不时发出痛苦的呻吟。经导管流入的营养液也经常被呕吐出来。特别是呕吐的时候，卡伦的样子尤其痛苦不堪。

1975年9月，卡伦住院5个月后，家人们真正意识到她再也不会醒过来了。他们想起卡伦健康时曾说过："如果成了植物人，我可不要靠机器维持生命。"家人们一致认为如果卡伦能自己决定，她一定不愿以现在这样的姿态继续活着。

家人也向教会咨询。神父告诉他们，毫无疑问，必须尊重生命；但是教皇庇护十二世（Pius XII）曾说过，一个人没有义务接受仅仅维持生命的"非常处置"（呼吸机）；终止生命维持治疗的做法与罗马教会的立场并不矛盾。

家人们做出撤掉呼吸机的决定也绝不容易。但是谁也没有料到他们向医生们提出撤掉呼吸机的请求竟会演变成全国关注的一件大事，并给他们带来更大的苦难。

家人们的第一个"意外"是主治医生R. 莫斯（Robert Morse，神经内科医生）竟然拒绝撤掉呼吸机。他的理由是卡伦的状态不符合脑死亡的条件。当时，美国医学会（American Medical Association，AMA）认为安乐死就等于谋杀；医生预知患者会死亡而撤掉呼吸机是导致患者安乐死的行为。莫斯及大多数医生也认为撤掉呼吸机是背离医疗准则的行为。

可怜卡伦父母的一片爱女之心——让女儿安息吧，竟然唯有诉诸法律了。

演变为诉讼

请为持续性植物状态的患者撤掉呼吸机——家人为达成这一愿望，竟然不得不走向法庭。这一事实震惊了美国医疗界！原来，在当时的美国，像卡伦这样的病例，最后都以不了了之的方式解决，这种做法已然成为惯例。持续性植物状态的患者实在是太多了，但是把终止生命维持治疗的是与非交与法庭判决，卡伦的案例还是首次。

1975 年 10 月下旬，卡伦的家人提起诉讼。11 月初著名医生兼撰稿人 M. 汉伯斯坦（Michael Halberstam）在《纽约时报》（the New York Times）发表评论指出："像卡伦这样的病例，一般都是家人和主治医生逐渐形成共识，即认识到继续治疗毫无意义，然后在默契中悄然终止生命维持治疗。"他们一般的做法是让呼吸机缓慢地自然脱离，而不是在某个时刻突然撤离。

为什么卡伦的病例会演变成全国注目的一大诉讼案呢？首先是两位主治医生经验不足。莫斯医生 10 个月前刚刚结束神经内科住院医生培训；另一位医生 A. 贾维德（Arshad Javed）也仅仅于2 年前结束在呼吸内科的培训。如果应家属请求撤掉呼吸机后，他们是否会被控因撤掉呼吸机致使患者死亡呢？出于对医疗失误诉讼的恐惧，他们拒绝了家属的请求。如果医生经验丰富，也许他们会在与家属的默契中让呼吸机"悄然"脱离吧。

卡伦父母甚至用书面形式保证："撤掉呼吸机后，即使女儿死亡，也决不以医疗失误起诉。"但实际上事前的书面保证不仅没有任何意义，反而可能捆住医生的手脚。如果以谋杀罪被起诉，患者父母的书面保证——即使女儿死了也不追究责任，反而会成为医生协助或共同杀人的“证据”。

其次，昆兰家的辩护律师也经验不足。P. W. 阿姆斯特朗（Paul W. Armstrong）律师1年前刚从法学院毕业。卡伦父亲去律师事务所咨询时，碰巧由他接手了这个案子。

阿姆斯特朗的起诉状要求法院认可卡伦父亲为代理人，以代卡伦做出医疗上的决定，即撤掉呼吸机。其实，他也可以采取另一方法，即单纯起诉请求法院认可卡伦父亲为代理人①。他的诉讼不仅明确提出诉讼理由——为撤掉呼吸机，而且还打出尊严死的旗号，无形中将法官的手脚也缚住了。对终止生命维持治疗的是非曲直，法官不得不正面做出判决。

针对卡伦父母的起诉，主治医生、医院、州检察院等相关当事人都出庭辩护。主治医生、医院反对理由如前所述，而州检察院认为自己有保护州民生命安全的义务，决不允许公然进行“谋杀”行为，因而也决定介入此案。

法庭交锋

1975年10月，在新泽西州高级法院（New Jersey Superior Court），一场围绕终止生命维持治疗的审判开始了。

家属表示采取非常措施延续生命违反天主教信仰，还强

---

① 如果法院认可父亲为代理人，则家人可以“悄悄地”把卡伦移送到同意撤掉呼吸机的医疗机构。据说这是一个“现实的”解决办法。

调撤掉呼吸机是患者本人的意愿。母亲是第一证人。她作证说卡伦在陷入持续性植物状态前的 3 年里，遭遇了婶婶和 1 位亲密朋友的相继离世。那时，卡伦曾说过她讨厌靠呼吸机延续生命。她表示如果有一天自己变成了植物人，绝对不要戴呼吸机。母亲又进一步断定："现在，我每天都看着躺在病房里的女儿。女儿的愿望是什么，作为母亲，我非常清楚。"接着，妹妹和朋友也提供证词，同样把卡伦健康时的谈话内容作为证据，证明"撤掉呼吸机是患者本人的意愿"。

而作为专家证人出庭的三位医生则一致认为不能采取导致患者死亡的处置方法，撤掉呼吸机违背医学伦理。他们分别是刚刚当选为美国神经病学学会（American Academy of Neurology，AAN）会长的 F. 普拉姆（Fred Plum）、位于纽约市的西奈山医院（Mount Sinai Hospital）的神经内科医生 S. 戴蒙德（Sidney Diamond）、新泽西州医科牙科大学（University of Medicine and Dentistry，New Jersey，UMDNJ）神经内科医生 S. 库克（Stuart Cook）。

首先作证的是普拉姆——持续性植物状态这个病名的命名者。他确认卡伦的病状符合持续性植物状态的定义，并且解释说，这种状态并不意味着患者已经死亡，所以无论从法律上，还是从医学上来说，卡伦都是"活着的"。另一方面普拉姆也承认，卡伦的大脑皮质功能恢复的可能性非常低，呼吸机事实上只是用来维持生命。

第二位作证的是戴蒙德。当法官要求他说明卡伦病状时，他转向家属们，说道："我的病情介绍，可能会让在座的家属们非常难过。在此，首先向各位致以歉意。"然后，他描述卡伦的病状，“她不仅骨瘦如柴，而且四肢扭曲变形。有位医生在病历上把卡伦的姿态记录为‘恐怖的胎儿姿势’。”

第三位证人库克作证说：“戴呼吸机是正确的处置，而且就目前的状况来看，没有医生会同意撤掉。然而，如果她出现大出血，恐怕没有医生愿意为她输血、做手术了吧？对终止生命维持治疗，许多医生都希望有一个明确的标准。但是目前的现状是没有任何标准可以参照。”库克承认，治疗是否必要，标准是模糊的。

昆兰家的辩护律师阿姆斯特朗在最后的辩护陈述里表示：个人拒绝治疗的权利是合法的；州检察院介入个人在医疗上的决定，侵犯了受宪法保护的个人隐私权。他指出了争论的关键在于生命维持治疗中的患者权利。

代表州、主治医生和医院方等的律师们强烈反对撤掉呼吸机。他们反驳说，同意卡伦父母的请求，就等于为安乐死的合法化开绿灯。主治医生的辩护律师 R. 珀兹奥（Ralph Porzio）说：“两位主治医生表示，即使法院命令撤掉呼吸机，他们也绝不遵从。如果当年纳粹德国有这样优秀的医生，就不会发生那样惨绝人寰的大屠杀了吧？”他甚至将撤掉呼吸机与纳粹德国的残酷暴行相提并论。

另一方面，随着法庭审判的情形在全国报道，对撤掉呼吸机，社会舆论也由最初的否定转向了支持，并对家属表现出同情。患者家属，尤其是卡伦父母情真意切的证言，感动了无数的美国民众。

1975 年 11 月 10 日，结审后约 2 周，新泽西州高级法院法官 R. 缪尔（Robert Muir）做出判决：不可撤掉卡伦的呼吸机。他表示，决定是否撤掉呼吸机，首先应该考虑的是患者的病情和主治医生对患者的责任。如果主治医生认为有义务继续治疗，就不得终止。

对卡伦父亲申请成为女儿代理人、代为行使医疗决定的问题，缪尔承认，父亲诚实、富有道德感，而且信仰虔诚，因而从人选、人格方面他都具备了作为优秀代理人的条件；但是在终止女儿生命维持治疗问题上，显然父亲在心理上不得不经历许多痛苦的挣扎，从而难以做出正确判断。因此缪尔判定父亲不适合做代理人。

另一方面，对昆兰一家主张的宗教上的权利，缪尔表示法庭只能对现世而不是灵魂的需要作出判断；而卡伦现世的需要，最重要的就是生命；撤掉呼吸机，终止生命，是不被允许的。他回避介入有关宗教权利的论争。他还指出，按照新泽西州法律，不管动机如何，撤掉呼吸机、终止患者生命的行为都符合谋杀罪主要条件，即从刑法上也否定撤掉呼吸机。

历史性判决

1975 年 11 月 17 日，州高级法院判决 1 周后，卡伦父母向州高级法院上诉审理法庭（New Jersey Superior Court Appellate Division）提起上诉，要求撤销缪尔法官的判决。上诉手续刚受理完，新泽西州最高法院（New Jersey Supreme Court）就破例做出决定：鉴于案件的重要性，最高法院将直接审理，省略是否接受上诉的审理环节。

1976年3月31日，州最高法院审理4个多月后，推翻了高级法院的判决。首先，7位法官一致认可父亲作为卡伦的代理人，代其行使受宪法保护的个人隐私权。撤掉呼吸机从而在法律上成为可能。

个人隐私权是州最高法院认可撤掉呼吸机的最大根据。患者自主权源于个人隐私权。当患者或家属拒绝性命攸关的治疗时，州等第三方以保护生命为由，偶有介入。卡伦案例乍一看也是患者自主权与州的生命保护义务之争。

州最高法院的判决指出，州的介入义务优先于个人隐私权也仅限于通过州的介入，患者有望康复的情况。像卡伦这样没有康复希望的病例，州等公共权力的介入是值得怀疑的。州的生命保护义务与个人隐私权保护，何者优先，应取决于个人隐私权的侵害程度和预后。卡伦没有康复希望，让她接受生命维持治疗的决定是对隐私权的侵害，所以她的个人隐私权保护优先于州的生命保护义务。

像卡伦这样没有决定能力的患者，个人隐私权该如何行使呢？判决书强调，只能按照推断本人意愿的方式进行，即采纳最了解本人的家属的意见；除此之外，别无其他合理办法；不能仅仅因为患者本人不能做决定，州等公共权力就强迫患者继续接受治疗。

其次，新泽西州最高法院还努力明确医疗与法的关系以及各自的范畴。

判决指出，当医疗与法律的关系出现争议时，人们往往一厢情愿，歪曲理解法律。特别是关系到临终医疗中患者权利问题时，这种倾向更加明显。判决书列举了两种极端的情形。例如患者希望实行生命维持治疗时，医院却以死亡权利为由，拒绝实施生命维持治疗；而患者拒绝生命维持治疗时，舆论却从宗教观出发，指责他的行为与自杀无异。针对拒绝生命维持治疗与自杀相混淆的问题，判决强调指出，故意使用手段终止生命的行为，与在死亡原本不可避免的情况下拒绝接受生命维持治疗的行为，有着本质上的不同。

在一审中，判决认为法不应介入医疗领域，即医生权限可以决定的事情，法庭不应该介入。但是新泽西州最高法院则强调法的责任，指出不应将所有责任都推诿给医生，从而回避法庭应履行的职责。诚然，医生应该维护医疗的标准；但这本身并不妨碍法庭做决定，也不排除法庭对相关的人权做出判断。法的判断不仅需兼顾医学标准，还需从社会整体的角度出发。即使医学技术进步引发至今没有出现的问题，法也没有理由退却。

针对两位主治医生提出的“撤掉呼吸机违背现行医疗标准，所以不能撤”的主张，判决指出，医疗界关于生命维持治疗的标准是模糊而且恣意的，正如一审中医生的证词“如果她出现大出血，恐怕没有医生愿意为她输血、做手术了吧”。对没有康复希望的患者，什么是必要的治疗，什么是不必要的治疗，决定完全是恣意的。生命维持治疗的医疗标准并无充分的一致性与合理性，因而它并不足以拒绝法庭的介入。

对晚期癌症患者不实施抢救处置的惯例，判决没有进行指责，甚至还给予认可。判决指出：对没有康复希望患者实施的生命维持治疗，与对有可能治愈、康复患者实施的生命维持治疗，两者意义是大不相同的。对晚期癌症患者不实施抢救治疗或生命维持治疗，是非常适度的现实性处置，既不违背治病救人这一基本医学伦理准则，也不违背法律实现正义的使命。对卡伦案例，判决则强调指出，医疗的责任不是强制性地维持她的生命，而应着眼于判断她有无康复希望。

判决书进一步指出，医疗界对医疗失误诉讼及刑事责任的畏惧正影响着医疗质量和医生的判断。如何将负责临终医疗的医生从被控谋杀罪的恐惧中解放出来？最现实的办法是充分发挥伦理委员会的作用。医疗机构应设立伦理委员会。对关系到复杂伦理问题的病例，伦理委员会应充分讨论，并对所做的决定承担相应的责任。这种制度相当于二审中多名法官共同参与案件的审理、审判。设立伦理委员会的提议是由得克萨斯州的儿科医生 K. 提尔（Karen Teel）于 1975 年提出的①。

判决明确了伦理委员会的性质：①权限仅限于医疗设施内部；②为建议性机构，而非强制性的。判决强调患者无决定能力时，在伦理委员会的讨论中，家属的意愿一定要得到体现。对卡伦的案例，判决也责令提交伦理委员会讨论，由其判断是否撤掉呼吸机。

判决一方面坚持，如果出现关系到宪法保障的权利等重大法律问题时，法律应该介入医疗；另一方面它也指出，对涉及医学伦理问题的案例，医疗界应通过伦理委员会自己解

---

① 判决书长篇引用了提尔的论文“The Physician's Dilemma：A Doctor's View：What The Law Should Be”（Baylor Law Review 27：6－9，1975）。

决，不用一一仰仗法庭的判断。

这就是美国医疗史上著名的卡伦·昆兰事件，是围绕终止生命维持治疗是与非的首个诉讼案例。它确立了美国在临终医疗上的医学伦理原则，具有划时代意义。

邂逅

两人相识时，约瑟夫（Joseph Quinlan）16 岁，朱莉娅（Julia）14 岁。约瑟夫的姐姐和朱莉娅住在同一幢公寓里。约瑟夫为姐姐照看孩子的时候，两人相识了。朱莉娅很快就对这位个子高高的英俊少年有了好感。约瑟夫腼腆的笑容深深地吸引了她。

约瑟夫突然热衷于照看孩子，很明显他也对朱莉娅抱有好感。每周六，是约瑟夫来照看孩子的日子，也成为两人共同的期盼。约瑟夫姐姐家的门总是敞开着，两个年轻人在走廊里有说有笑，沉浸在快乐时光里。

约瑟夫是家里 6 个孩子中最小的，在他 12 岁时父亲去世了。约瑟夫中断学业，帮助母亲养家糊口。因为父亲去世早，约瑟夫在自己有了孩子、做了父亲之后，每晚都要祈祷："请让我伴陪孩子长大。"

在双方家长的默许下，两人开始了交往。然而不久，美国参加了第二次世界大战，18 岁的约瑟夫也应征入伍。约瑟夫出征后，朱莉娅和他的家人保持着密切联系。突然有一天，约瑟夫的母亲带来了令人痛心的消息：约瑟夫在战场上被炸弹炸伤，失去了左臂。

回国后，结束了在陆军医院的治疗和康复训练，约瑟夫回到了新泽西。但是，他虽然在电话中与朱利娅交谈，却不敢直接与她见面。他没有勇气让朱莉娅看到自己失去了一只胳膊的样子。而朱莉娅也同样没有勇气。

约瑟夫终于鼓起勇气去拜访朱莉娅家。他腼腆的笑容依旧。朱莉娅虽然确信自己对他的爱情没变，但它是否还混杂着同情？她心里也没有底。她不知道自己能不能正视约瑟夫的残肢。如果她能正视，就可以确定她的爱依旧。她请求约瑟夫摘掉假肢。她看看约瑟夫的脸，又看看他的残肢，终于，她凑上去开始亲吻残肢。

战争结束后第二年，他们结婚了。约瑟夫回到了以前工作的单位。虽然失去了一只胳膊，身体残疾，但他依然勤奋工作（左臂被炸飞时，他也失去了右手的小指。但约瑟夫可以用仅有的 4 根手指灵巧地系鞋带）。不久，通过退伍军人援助制度，他开始去纽约市立大学夜校学习。一边工作，一边上学，他顺利完成了学业。

然而，夫妻二人想要孩子、构建幸福家庭的愿望却迟迟没有实现。朱莉娅一怀孕就流产，已经 3 次了。第四次她终于幸运地保住了胎。阵痛一开始，约瑟夫就开车以最快的速度把妻子送到了医院。然而，朱莉娅被推进产房、约瑟夫在外面焦急等待的时候，情况却急转直下。当医生告知胎儿已经在母亲腹中死亡时，夫妻俩无论如何也不能相信。刚进医院的时候，孩子还在肚子里又蹬又踹的，怎么就死了呢？

住院期间，看着刚生完孩子的母亲、洋溢着幸福的病房，朱莉娅却只能默默承受悲伤。约瑟夫也陷入深深的悲痛之中。但是和现在不同，当时的男人是绝不能流泪的。约瑟夫强忍悲痛告诉朱莉娅："孩子死了，必须下葬。因为没有接受洗礼，所以孩子不能安葬在天主教的家庭墓地里。"朱莉娅越发难过，一想到孩子本来是无辜的，她就更难以接受教会的规矩。

出院时，医生冷酷的宣告更是雪上加霜：您一生都不能再生孩子了，要做好思想准备。回家之后，一件痛苦的事情还在等着她：退还亲友们送的婴儿用品。

出院几个月后，朱莉娅开始和丈夫商量领养孩子的事。通过养父母资格审查后，他们决定通过教会联系领养孩子。

1954 年 4 月的一天，即 9 个月后，教会突然打电话让他们去领孩子。夫妻二人急急忙忙赶过去，连是男是女都忘了问。

在教堂里，他们看到了修女抱在怀里、刚出生 1 个月的可爱女婴。朱莉娅和约瑟夫感激涕零：这真是上帝的恩赐啊！他们为孩子起名卡伦。

噩耗

"请问是昆兰先生吗？这是牛顿纪念医院，您女儿现在住院了，在重症监护室。"

1975 年 4 月 15 日，噩耗传来。赶到医院时，他们看到自己亲手抚养了 21 年的女儿正躺在病房里，好像睡着了。她戴着呼吸机，还插着鼻饲管。

"她现在处于昏迷状态，不过，有可能很快恢复。请你们像往常一样，经常和她说说话。"听从护士的劝告，家人们开始每天和卡伦说话。但是卡伦没有任何反应的迹象。

“女儿再也不会醒过来了。”最先意识到这一点的是母亲朱莉娅。这时距初闻噩耗已经过去2个月。不久，卡伦的妹妹和弟弟也认为卡伦没有意义继续戴呼吸机了。父亲约瑟夫一直在祈祷，期盼某一天会出现奇迹。然而他也终于放弃了。全家人意见一致：卡伦是一个直率的孩子，如果能自己做决定，她一定不愿意这样活着。

夏天来临，家人终于向医院提出撤掉呼吸机的请求。医院一开始同意了，2天后态度却变了，表示不能撤掉呼吸机。理由是卡伦已经21岁，是成年人，需由法庭指定成人监护人。

1975年10月，经过法律咨询后，听从律师劝告，父亲向法院递交了请求指定监护人的申请。当时他做梦也没想到，本来是为女儿着想的诉求，竟会演变为一件历史性大事。第二天，报纸上赫然出现了“父亲上诉，请求法院同意杀死女儿”的标题。一看到这条消息，朱莉娅顿时感到天旋地转，痛哭失声。

从那天开始，昆兰家就处于媒体的包围中，开始了没有个人隐私的生活。很快，报纸刊出了卡伦高中毕业时的照片。她美丽的容颜和一头长长的黑发，让世人们想象着睡美人的形象。实际上病房里卡伦的样子，却和世人的想象大相径庭：口角流涎、时而发出呻吟声；四肢挛缩、扭曲变形。卡伦父母知道，媒体正伺机偷拍病房中女儿的形象。有的媒体甚至提出，如果允许拍照，愿付高额酬金。当然，约瑟夫和朱莉娅绝对不愿让女儿面目全非的形象暴露于世。即使是卡伦的祖父母来探望，为了不让老人受刺激，他们也只让卡伦脖子以上的部位露出来。

意外的结局

1975 年 11 月，一审做出驳回家属请求的决定。不仅如此，法官还认为父亲约瑟夫不适合做监护人，因而指定第三方监护人，将关系到女儿生死的决定权交给了毫不相干的外人。

败诉数日后，全家做出一个艰难的决定：继续上诉。最后，1976 年 3 月 31 日，卡伦 22 岁生日后第二天，新泽西州最高法院彻底推翻一审，做出历史性判决。对全家人来说，虽说这是期待已久的结果，然而他们却高兴不起来。一想到要和卡伦诀别，全家就万分难过。

一家人相信医院会依照法院判决进行处置，因而做好了与卡伦永别的准备。然而，让他们震惊的是，无论是医生还是医院都依然无视判决。他们不仅不撤掉呼吸机，就连法院责令设置伦理委员会之事也置之不理。主治医生们在走廊里与卡伦家人擦肩而过时，竟连招呼也不打了。

州最高法院做出判决 6 周后，根据家属要求，在双方律师陪同下，双方进行了协商。第二天，医生们告诉家属："开始撤离呼吸机，会慢慢地、谨慎地撤离。"卡伦父母已经做好了和卡伦永别的准备，整日守护在病床前。

5 天后，撤离成功，然而卡伦却靠自主呼吸活了下来。医生们催促家属办理出院手续："呼吸机已经撤掉了，没有必要继续住在我们医院了。请找别的医院接收吧。"

约瑟夫和朱莉娅为卡伦转院之事四处奔走。幸运的是，附近的地区公立疗养院同意接收。为保护昆兰一家的隐私，他们还申请地区保安官负责病房的警卫工作。

转院后，约瑟夫和朱莉娅每天都去探望卡伦。上下班途中，看望卡伦成为约瑟夫每天必做的功课。朱莉娅也是如此，除了遭遇车祸身负重伤的一段时间外，9 年里，她每天都坚持去病房，直至卡伦去世。

设立临终关怀设施

卡伦案件的诉讼及其一家的遭遇受到社会广泛关注。他们的经历不仅被写成书，还被拍成电视剧。版税以及剧本著作权给昆兰家带来了不少收入。但是卡伦父母一致认为，这笔钱不能私用。他们以卡伦的名字设立了基金。但是关于基金的用途，"该怎么花，才能最大限度发挥作用?"却是约瑟夫和朱莉娅苦苦思索的问题。

他们不希望别人再次经历和自己同样的痛苦，最后决定将基金用于推进在美国才刚刚起步的临终关怀运动。虽说已大致确定目标，但具体怎么做呢?约瑟夫和朱莉娅开始了历时 3 年的调查。他们一一拜访临终关怀机构，并向当时在美国推进临终关怀运动的 E. K. 罗斯①（Elisabeth Kübler Ross）咨询。去伦敦时，他们拜访了现代临终关怀运动的创始人——C. M. S. 桑德斯（Cicely Mary Strode Saunders）。在桑德斯的建议下，他们参观了英国的家庭临终关怀设施，深受

---

① 1969 年出版名著《论濒死与死亡》(On Death and Dying)，对美国临终医疗产生巨大影响。

感动。最后，他们决定用基金在美国设立家庭临终关怀设施。

从伦敦回来后，朱莉娅觉得，如果不了解护理现场，就无法经营临终关怀设施。于是她接受了志愿者护理训练。训练结束并开始接收患者后，朱莉娅再次亲身感受到临终关怀的重要性。虽然深知女儿无法享受临终关怀运动的恩惠，但是朱莉娅却将改善临终医疗的目标看做女儿存在的象征。

1980 年 4 月 15 日，以卡伦名字命名的家庭临终关怀设施开业了。从接到卡伦住院通知的那个噩梦般的夜晚开始，正好 5 年过去了。1985 年 6 月，又 5 年后，卡伦因肺炎去世。失去女儿后，朱莉娅更是全身心地投入到设施的运营中。开业之初，他们同时接收 4 名患者都会感到很吃力。但渐渐地，他们把规模扩大到了邻近两地区，最后承担着附近 3 个地区的临终关怀护理业务。

女儿的馈赠

1996 年，约瑟夫身体状况开始恶化。他除了因战争失去一只胳膊外，一向与生病、受伤无缘。他先是出现行走困难、腰痛等症状，不能步行后才确诊患了脊髓癌。其后，约瑟夫做了手术，开始化疗，住进了康复医院。为了庆祝两人金婚，征得医生的外出许可，家人在康复医院附近的一家餐厅里举行了一个小型宴会。

不久，化疗再次开始，却没有任何效果。“不要再治疗了，我想回家。”尽管医生反对，家人还是一致同意满足约瑟夫的愿望。约瑟夫成了自己亲手创建的家庭临终关怀设施的患者，而朱莉娅从事临终关怀护理的志愿者经验也派上了用场。一想到这些，朱莉娅不能不感叹命运的不可思议。

约瑟夫回到家中，在家人和朋友的陪伴下，幸福地度过了人生最后的日子。而在 20 年前，这恐怕是不能想象的。正是自己当年提起的诉讼——希望女儿有尊严地死去，以及法院判决的影响，临终医疗才发生了根本性变化，也才有了家庭临终关怀护理设施。约瑟夫在最后一段人生里度过的幸福日子，简直就是女儿的馈赠。

1999 年，新泽西州临终关怀、舒缓治疗协会（New Jersey Hospice and Palliative Care Organization）授予朱莉娅协会奖，表彰她 25 年来为临终关怀运动所作的贡献。

02 案例2
终止生命维持治疗是“谋杀”?

“谋杀罪”?

1982 年 8 月 18 日,洛杉矶地区检察院(the Los Angeles County District Attorney's Office)以终止生命维持治疗导致患者死亡为由,将 R. J. 内吉尔(Robert J. Nejdl,56 岁,外科医生)、N. J. 巴博(Neil J. Barber,49 岁,内科医生)以谋杀罪的罪名提起公诉。

“被谋杀”的是一位患者,名叫 C. L. 哈伯特(Clarence LeRoy Herbert,55 岁)。1981 年 8 月下旬,为做常规的消化道手术,哈伯特住进了海港城的凯萨永久医院(Kaiser Permanente Hospital)。手术后,哈伯特在监护室出现心脏骤停。虽然心肺复苏成功,但他从此陷入昏迷状态,戴上了呼吸机。

3 天后,经家属同意,医生撤掉了患者的呼吸机。其后,患者出现自主呼吸。2 天后医生又撤掉点滴和管饲。又 6 天后,患者死亡。对医生们的一系列处置,护士心怀疑问,于是告发。检察机关开始介入。

如今,在美国医疗界,终止生命维持治疗已然成为惯例。然而在 20 世纪 80 年代初,在内吉尔和巴博两位医生被起诉的时候,不少医疗者仍然心存疑惧:如果终止生命维持治疗，他们是否会以谋杀罪受到法律制裁？其实，早在1981年，为消除医疗者的不安，洛杉矶地区医学会（the Los Angeles County Medical Association）和律师协会已经共同制定了《关于终止生命维持治疗的操作指南》。指南规定，除“脑死亡、患者同意条件外，对于恢复无望的昏迷患者，亦可在家属同意下，撤掉呼吸机”。内吉尔和巴博也是在咨询神经内科专家的基础上，最后判断哈伯特没有希望从昏迷中恢复，于是在家属同意下终止了患者的生命维持治疗。

公诉是否妥当？

“事件”过去后近1年，检察官提起公诉，指出两位医生的行为不同于业务过失，他们动机明确，犯了谋杀罪。公诉强调两位医生的行为性质恶劣。当时，加利福尼亚州法律规定，只有以下两种情况可终止生命维持治疗：①患者脑死亡；②患者事先写下书面文件，明确表示拒绝接受生命维持治疗。检察官的起诉理由是“此案不符合州法律规定的两个条件，而且两位医生的行为直接导致了患者死亡，所以只能认定他们犯了谋杀罪”。

1983年1月，内吉尔和巴博两位医生被控谋杀罪一案正式开庭审判。被告方辩称终止生命维持治疗是遵照洛杉矶医学会的医疗指南并征得家属同意后才实施的，控告谋杀的公诉不妥当，应予撤销。在预审阶段，公诉是否妥当即成为争论的焦点。不少医疗相关人士出庭作证支持两位被告医生。加州大学洛杉矶分校医学院（University of California, Los Angeles, School of Medicine）一位脑外科教授作证说，患者完全没有恢复希望，两位医生的行为是人道而且仁慈的。在回答被告方律师讯问时，他表示自己也曾数次亲手终止生命维持治疗；如果医生任由生命维持治疗持续下去，那将会出现无数个卡伦·昆兰。

1983 年 3 月，法官 B. 克拉汗（Brian Crahan）以犯罪嫌疑证据不充分为由驳回公诉。对判决理由，克拉汗解释说：如果终止生命维持治疗成为“谋杀”，那么很多医生都可能慎用生命维持治疗，从而贻误时机，使本应得救的患者得不到救治。

对此，检察院不服，向州高级法院抗诉，要求撤销克拉汗的判决。5 月，二审法官 R. A. 温克（Robert A. Wenke）推翻一审判决，认为起诉妥当，两位医生应以谋杀罪提起公诉。他的判决理由是州法律明确规定可以终止生命维持治疗的仅限于脑死亡和本人同意这两种情况。

一审驳回公诉的判决在二审中又被推翻，内吉尔和巴博向州上诉审理法庭（California Court of Appeals）提起上诉。虽然他们知道，即便以谋杀罪被审判，被判有罪的可能性也很低；但更重要的是，即使他们被陪审团裁决无罪，本案也不能因此成为判例。为防止医疗者因类似情况被控谋杀，所以他们决定争取上诉审理法庭的正式判决。

法律性义务与违法性

1983 年 10 月，州上诉审理法庭 3 名法官一致判决驳回公诉。判决指出，这是一个立法滞后于医学技术进步的领域，将终止生命维持治疗以谋杀罪起诉不妥。其判决理由如下：

（1）患者脑功能障碍严重，恢复可能性极低；终止生命维持治疗是在医生进行预后说明后，在家属的请求下实施的。判决将这两点作为事实予以认可。

（2）就两位医生的行为是否有谋杀动机和违法性问题，判决指出："根据州法律定义，所谓谋杀，是指在邪恶动机下非法剥夺他人生命的行为。显而易见，两位医生的行为并非基于邪恶动机。而关于违法性，虽然州自然死亡法（California Natural Death Act，1977）规定脑死亡，或患者本人事先以书面形式明确表示时，可以终止生命维持治疗。然而该法并没有规定若不具备脑死亡或患者明确表示意愿的书面文件等条件时，就不得终止生命维持治疗。"

（3）就两位医生是否有法律性义务继续实施生命维持治疗的问题，该判决几乎因袭了卡伦·昆兰案例的判决，指出"治疗的意义应该从通过治疗获得的预期利益与患者承受的痛苦这两方面进行权衡。对恢复希望近乎为零的患者，要求医生继续实施生命维持治疗是不合理的。过去的判例曾指出，患者有拒绝生命维持治疗的权利"。

（4）判决指出，患者由于昏迷等原因不能自己表达意愿时，由最亲近的家属来推断患者的意愿是合理而且是可行的。判决认可患者妻子及8个子女都在要求终止生命维持治疗申请书上签字的事实，以及妻子提供的证词，"丈夫曾经说过，不希望像卡伦·昆兰那样靠机器维持生命"。

基于以上理由，上诉审理法庭判决，两位医生终止生命维持治疗的行为没有违法性。

在美国，医生因终止生命维持治疗而被控谋杀罪，这是首例（据我所知，也是唯一的 1 例）。现在日本好像也正上演着这样的案例：对没有恢复希望的患者，经家属同意后，医生终止了生命维持治疗。医生是否应被指控谋杀呢？如果医生因此而被控谋杀，无疑，这等于是向全世界宣告：日本关于临终医疗的医学伦理仍然非常滞后。早在 1983 年，在内吉尔和巴博两位医生因终止生命维持治疗而被控谋杀的案例中，加利福尼亚州上诉审理法庭就指出：在临床生命维持治疗中，医生们面临重大决断；而检察机构却企图通过指控谋杀罪的形式来决定这些医生们的伦理、道德规范的做法，是非常愚蠢的。

03 案例3 请撤掉管饲

南茜·克鲁赞事件

1983年1月11日深夜，在美国密苏里州，25岁女性南茜·克鲁赞（Nancy B. Cruzan）遭遇交通事故，被甩出车外。事故原因可能是车速太快。救护人员赶到时，发现南茜躺在距离汽车10米远的地方，已经没有了心跳和呼吸。经过抢救，南茜的心脏恢复了跳动。但是据估计，她的心肺功能停止至少已持续15分钟。

接到消息，家人们马上赶往医院。看到从救护车上抬下的患者，家人们难以相信那就是南茜。终于，姐姐注意到担架上患者穿的袜子，那是圣诞节时母亲送给她们姐妹的礼物。看着南茜面目全非的样子，家人们才真正意识到事态的严重性。

紧急手术后，南茜的状态稳定下来，但她却仍然没有恢复意识。事故1周后，南茜睁开了眼睛，但是对周围事物却没有任何感知。

事故后1个月，为了便于管饲，医院为南茜做了胃部造瘘手术。手术前，家人对南茜恢复健康还抱有希望，所以完全遵从医生建议，直接签了字。营养管插进了胃瘘，在此后的几年间，成了支撑南茜的“生命线”。然而，谁也没有料到，当时在知情同意书上的盲目签字竟会改写美国医疗史。

胃瘘造好后，全家人依然跟南茜说话，放她爱听的音乐。只要是有益恢复健康的，家人们都要坚持去尝试。然而，南茜没有一点恢复意识的迹象。终于，医生们冷酷地宣告：南茜的病状为持续性植物状态，她没有任何恢复希望。

父母、姐姐竭尽全力地照料南茜。事故后近 1 年，南茜丈夫的身影从病房消失了。南茜父母向法院申请成为南茜的监护人。半年后，南茜与丈夫协议离婚。

南茜的父亲乔（Joe Cruzan）是专门加工金属薄板的工人。人们都知道：他做事执著、认真，并追求完美。对南茜的病情，他也是一样。为了彻底弄明白南茜的病情，乔开始涉猎有关专业书籍和论文。他打电话向医生、医学伦理学家、宗教家、律师等专家们咨询。随着对持续性植物状态的认识不断加深，他开始思考一个问题：南茜健康时，会希望怎么做呢？有一天，乔下定决心，把一直萦绕在脑海里的这个想法跟家人说了。令他吃惊的是，南茜的母亲乔伊斯（Joyce Cruzan）、姐姐克丽斯（Chris Cruzan White）也一直在思考这个问题，只不过谁也没说出口。全家人一致认为，如果能自己做决定，南茜绝对不希望靠管饲来维持生命。

该怎样实现南茜的愿望呢？当时，很多医疗者、医疗设施都还拒绝终止管饲，关于终止管饲的诉讼也才刚刚开始。马萨诸塞州一位女性名叫 P. E. 布洛菲（Patricia E. Brophy），她的丈夫陷入了持续性植物状态。她提起诉讼，请求法院同意撤掉丈夫的管饲。乔写信给她，坦言自己可能起诉，希望能得到她的建议。

布洛菲很快回信。她不仅接纳乔进入不幸家庭同人会，还告诉他，很快就会有其他患者家属向他求助。

诉讼不断升级

1987 年 5 月，南茜陷入持续性植物状态 4 年 4 个月后，父亲乔向女儿住院的密苏里州康复中心（Missouri State Rehabilitation Centre）正式请求撤掉女儿的管饲。但是他遭到医院拒绝：如果是呼吸机，可以撤；但要终止管饲，让患者饿死可不行。

1976 年，即 11 年前，在卡伦·昆兰事件①中，新泽西州最高法院等于实质上判决可以撤掉呼吸机。其后，在美国，撤离呼吸机成为惯例。所以医院方回答如果是呼吸机，可以撤。但如布洛菲案例所示，终止生命维持治疗，即终止管饲的诉讼在美国也逐渐增多。

然而当时密苏里州法律却规定，撤掉管饲是违法的。这在美国是罕有的例外。1985 年该州通过的生前遗言法（Missouri Life Support Declaration Act，1985）规定：管饲不是医学性治疗，患者无权拒绝。其目的是规避患者自主权原则：如果管饲属医学性治疗，根据患者自主权原则，则患者有权拒绝；然而，如果给患者补充营养或水分不属于医学性治疗，则不涉及患者自主权问题。可见，医院方拒绝撤掉管

---

① 卡伦·昆兰在呼吸机撤掉后继续生存了 9 年。家人不希望停止管饲。父亲约瑟夫表示：管饲与人工呼吸机不同，看不出它给女儿带来了什么痛苦。

饲，与密苏里州这项奇特的法律大有关系。此外，在终止生命维持治疗上，密苏里州法律还规定，必须有确凿证据证明为本人意愿方可实施。而其他州也尊重作为患者代理人的家属的决定权。

现在，对克鲁赞家来说，要撤掉管饲就唯有诉诸法律了。于是，一场克鲁赞家对密苏里州的诉讼开始了。1987年，一审认可了克鲁赞家的请求，同意撤掉管饲。但是1988年二审（州最高法院）却支持州的主张，认为并无确凿证据证明为本人意愿，因此拒绝认可撤掉管饲。

1989年12月，案件被上诉到联邦最高法院（the Supreme Court of the United States），这也是其审理的关于终止生命维持治疗的首例诉讼案。原被告双方争论的焦点是：关于患者拒绝治疗的权利，州可以介入到何种程度。1990年6月，联邦最高法院做出判决：密苏里州独特的法律规定——为确认本人意愿，必须提供确凿证据的要求符合宪法；而原告撤掉管饲的请求缺乏确凿证据，所以不予认可。

从形式上看，这场诉讼以克鲁赞家的败诉而告终。但是就围绕生命维持治疗的医学伦理，联邦最高法院做出了具有划时代意义的判决：①明确认定患者拒绝治疗的权利受宪法保护。即使患者拒绝治疗意味着死亡，侵犯患者拒绝治疗权利的行为亦违反宪法。②管饲也是治疗，只同意撤掉呼吸机而拒绝撤掉管饲的州法是违反宪法的。

克鲁赞家请求撤掉管饲的诉求被最高法院驳回，历时3年的诉讼似乎败诉了。但是联邦最高法院的判决也意味着：如果能出具密苏里州法律规定的确凿证据，也就是说，只要清除了法律上的技术性障碍，就可终止管饲。

随后，家属按照联邦最高法院的指引，向州家庭民事法庭（审查遗嘱、资产、监护人等有关事宜并处理相关争议的法庭）提出新证据，即新的证人证词，再次申请终止管饲。新的证人作证：南茜健康时曾说过，“即使自己成了植物人，也绝不接受强制性的营养补给”。

新证人有3位。为什么在诉讼初期他们没有出现呢？原来，3人与南茜相识于她结婚后。那时，南茜不姓克鲁赞。随着南茜·克鲁赞事件一级一级走向上级法院，媒体报道的力度也越来越大。南茜的照片频繁出现在新闻报道中时，3人才知道卷入争议的南茜·克鲁赞与自己认识的南茜实际上是同一人。

联邦最高法院判决后，新的证人适时出现。对此，也有人觉得可疑。但实际上，在联邦最高法院判决前，3人都曾主动联系过南茜家人。而其中两位还是南茜同事。南茜曾担任残疾儿班的教师助理，历时数月。他们都清楚记得，南茜在负责照料残疾儿吃饭、劳累困顿之时，曾斩钉截铁地说，“如果自己成了植物人，绝对不接受强制性营养”。两人的证词也没有出入。

而且，出乎家人意料，主治医生J. 戴维斯（James Davis）的态度也发生了根本性变化。在一审中，他曾表示“作为医生，我不能撤掉营养管”。而在联邦最高法院，他作证，“一审时，自己担任南茜的主治医生才1年。在其后的3年里，我每天为她诊疗，确信她已经完全没有恢复的可能。我们应该满足患者父母的要求”。

艰难的诀别

1990 年 12 月 14 日，联邦最高法院判决后约半年，家庭民事法庭认定证据确凿，责令撤掉南茜的管饲。在南茜住院的密苏里州康复中心，很多职员（特别是护士）反对终止管饲，有人甚至扬言：即使有指示，也坚决不撤。但主治医生戴维斯则与一审时的态度完全不同，他亲手拔掉了营养管。其后，按照家属与医院的事先约定，南茜被转到临终关怀病房。

撤掉管饲的消息被媒体报道后，生命派（pro - life）的活动家们立即从全国各地赶来，要“拯救南茜”。引领这次活动的是拯救行动组织（Operation Rescue），他们以武力反对堕胎闻名。为让南茜重新接上管饲，他们试图冲进病房，但被警备的警察们阻止。

在医院抗议的同时，活动家们也加紧向政治家、法院游说。他们瞄准的最大目标是当时的州长 J. 阿西克罗夫（John Ashcroft）。阿西克罗夫本人也是生命派，早就跃跃欲试了。但是作为州长，他却没有可以采取的任何法律手段。最后，黔驴技穷的他只好通过密苏里州康复中心的院长，以个人名义请求主治医生戴维斯重开管饲。但是戴维斯以无医学根据为由，断然拒绝了他的请求。

其时，圣诞节即将来临，活动家们“救救南茜”的呼声也日益高涨。他们举着“不要饿死南茜”、“谋杀”等众多标语牌，谴责家属和密苏里州康复中心。其中的标语如“医生和父母送给南茜的圣诞礼物——死亡！”对克鲁赞家的伤害更是无以复加。

对克鲁赞家来说，尽管长达 3 年的诉求最终得以实现，但是与南茜告别的悲伤与痛苦却并没有减少。生命派活动家们那无情的标语和口号声更令全家人心碎。

而且，家人与密苏里州康复中心医护人员的关系也并不融洽。负责南茜医疗的医护人员大多是生命派，有些甚至在法庭上作证：南茜对周围事物有反应，不像植物状态，已经出现恢复征兆等。虽说可能有作为生命派的偏见，但对南茜家人来说，这些证词只能是谎言、伪证。

管饲终止后，家人们经历着与南茜的痛苦诀别。临终关怀病房的护士 A. 迈克尔（Angela McCall）简直是他们的“救星”。作为生命派，迈克尔反对终止管饲。但她还是尊重家属和法院的判断，体谅家属面临失去南茜的痛苦。为她的仁慈和善良所感动，不知何时家人们开始称她为“天使”。

管饲撤掉后第 12 天，南茜的血压开始下降。下午，迈克尔来到病房测量体温。向家人告知体温检查结果后，她说道，“这也许是我在这儿和各位最后一次见面了”，暗示南茜处于弥留状态。当时病房里有南茜的母亲乔伊斯和姐姐克丽斯，迈克尔与她们一一拥抱，含泪告别，“能够与你们这么好的一家人相识，我感到非常荣幸”。

12 小时后，南茜停止了呼吸。两天后，家人们为她举行了葬礼。她的墓碑上镌刻着 3 个日期。出生：1957 年 7 月 20 日。离世：1983 年 1 月 11 日。安息：1990 年 12 月 26 日。

后遗症

南茜去世后，克鲁赞家的悲剧并没有结束。父亲乔陷入后遗症的深渊。过去 7 年间，家人们经历了突发事故、护理病人、诉讼等一连串的苦难。乔始终想不通：那些既不认识南茜，也完全不了解自己家的陌生人，有什么权力来决定自己家的大事？对乔来说，诉讼本身就是一件极其痛苦的事情。而且他又是一个做任何事情都一丝不苟、追求完美的人。他很难做到遇事一笑了之或充耳不闻。因此，在诉讼期间，每当听到与事实不符的证言，或被生命派在媒体和信件中称作“恶魔”时，他都悲愤交加。寄给他的一封封来信，有的刺痛着他的心，有的给予他鼓励。最让他感动、给他信心和力量的是一张明信片，上面写着：我向上帝祈祷，祈愿我的身边也能有一个爱我、为帮助我去天堂而勇敢战斗的人!

南茜去世后不久，乔出现了严重的抑郁症症状。药物治疗、心理疏导、住院、电击疗法，虽然他尝试了一切办法，但抑郁症还是不断恶化，3 年后他不得不辞职。其后，乔终日自责，觉得自己为一点小病就辞职，简直是无用的懒汉。

1996 年 8 月 17 日清晨，在厨房餐桌上，乔伊斯发现了丈夫留下的一张字条：①我爱你；②我爱女儿们，更爱外孙女们；③先给警察打电话，不要进到车库里来。

警察接到消息后马上赶来，发现乔已经在车库里上吊自杀了。为了不使妻子受到刺激，乔逐条写下遗书，考虑周全，完全不改完美主义者的秉性。

1998年秋天，丈夫自杀2年后，乔伊斯被诊断出患了癌症。尽管医生一再建议她进行积极治疗，但乔伊斯还是断然拒绝了。1999年3月，乔伊斯在女儿克丽斯的怀里咽下了最后一口气。在生命的最后一段日子里，她总是心怀感激：能在自己家中安然离世，是多么幸运啊！

04 生命维持治疗并非例外

患者自主权原则

以上介绍了美国围绕终止生命维持治疗的典型案例。也可以说，这些案例始终贯穿着一个主题，即如何保护临终医疗中的患者权利。

终止生命维持治疗的原则无疑是：在临终医疗中，患者权利的实质并没有改变；在普通医疗中应受保护的患者权利，同样适用于临终医疗。当然这也意味着：如果在临终医疗中，患者权利得不到保护，那么在非临终医疗中，患者权利的保护也无从谈起。

不言而喻，在现代医疗中，自主权是患者权利的根本。遵照患者自主权原则，患者拒绝、终止治疗的权利也应同样得到尊重。即便终止治疗意味着死亡，如果患者要求，医疗者也无权拒绝；否则，无异于医疗者自己在宣称：不承认患者自主权！

在此，假设患者拒绝或要求终止化疗。虽然明知会招致死亡，恐怕也没有人会否认，患者有权拒绝化疗。如果医生无视患者拒绝，强制性地给患者使用抗癌剂，那医生就会被起诉。所以，不可能出现把患者绑起来、强制实施化疗的情况。即使在日本的癌症治疗中，患者自主权也得到尊重。一些名人拒绝癌症治疗、在家里“勇敢”迎接死神到来的做法，还被媒体传为“美谈”。

在美国，尊重患者意愿、撤掉呼吸机的做法已成惯例。可是在日本，这种做法却会立刻招致诸如安乐死、杀人、协助自杀等议论。即便明知会死亡，患者也有拒绝或终止治疗的权利。在癌症治疗中，这一权利得到尊重；可在生命维持治疗中，这一权利却被拒绝，这是何其矛盾啊（“治疗”一词即使换成“生命维持治疗”，这一权利也必须得到尊重）。

尊重患者自主权，是医学伦理上最重要的原则。如果患者本人明确表示终止生命维持治疗意愿，则他人无权干涉。而有讨论余地的，则仅限于昏迷患者等，本人不能自己表达意愿的情况。在美国，判例显示即使患者因昏迷等不能表达意愿时，其行使自主权的权利也受到保障，即由最亲近的家人推断本人意愿。这种做法再合理不过了。

在美国医疗史上，卡伦·昆兰、南茜·克鲁赞等案例都扮演了非常重要的角色。它们以法律的形式确立了在生命维持治疗中患者自主权也必须得到尊重的原则。值得回味的是，无论是卡伦·昆兰还是南茜·克鲁赞的家人，在诉讼结束后被诊断出患了癌症时，他们都选择在家里迎接死亡。而且，两个诉讼案争论的焦点都集中在患者自主权。从这一点来看，家人们的选择绝不只是出于偶然吧？

在日本，如果有学会或医院强调，患者一旦戴上呼吸机就绝不能撤，那么他们无疑是在宣称自己绝不尊重患者自主权。

知情同意原则

现今，在美国医疗中，终止生命维持治疗已经是常规的医疗行为。1975 年，卡伦·昆兰的父母为撤掉呼吸机而提起诉讼时，在美国，终止生命维持治疗和安乐死尚被混为一谈，而终止生命维持治疗的医疗者甚至可能被控谋杀。现在日本关于终止生命维持治疗的种种争议，与当时的美国何其相似，只不过在时间上晚了数十年而已。

在美国，尊重患者自主权原则适用于临终医疗后，终止生命维持治疗的规则也得以确立。巧合的是，1975 年，卡伦·昆兰案提起诉讼，同一年，波士顿大学公共卫生学院（Boston University，School of Public Health）教授 G. A. 阿纳斯（George J. Annas）也出版名著——《患者的权利》（The Rights of Hospital Patients）。在美国，终止生命维持治疗原则在法庭上得到确立的时候，患者权利也开始在日常医疗中得到尊重。

尊重患者自主权的具体体现，就是执行知情同意原则，即医疗者在实施治疗或临床试验时，需得到患者的知情同意。近年来在日本不断出现围绕终止生命维持治疗的论争，这些论争的根本原因无不在于：在日本的日常诊疗中，患者权利至今尚未得到充分尊重。

在此，恕提及个人私事。1980 年，我第一次接触到知情同意原则这个术语。当时我刚从医学院毕业，当上实习医生。为了尽早胜任工作，我拼命涉猎各种最新的临床医学论文。可无论哪篇论文，在方法一栏中都写着：得到患者知情同意，许可提供信息。我当时的困惑，至今仍记忆犹新。

知情同意一词，我在医学院时没学过。成为医生后它也就成了一个大大的谜团，一直萦绕在我心中。直到1984，我有幸拜读了一本直接以知情同意（Informed Consent）命名的医疗小说后，我才真正理解了它的含义（作者N. 拉文 Neil Ravin 医生，笔者翻译后由日本的学会出版中心出版）。

知情同意原则源于患者自主权。毫无疑问，患者自主权与医生决定一切的家长式作风两不相容。所谓家长式作风，就是把自己认为正确的东西强加于人。医生无视患者意愿（或未向患者确认）强行实施治疗的做法，即使出于为患者好的善意，也应慎之又慎啊。

在日本，围绕终止生命维持治疗的论争依然一片混乱。很显然，日本医疗仍然深陷于家长式作风的泥潭中。不论患者怎样恳求，医疗者仍然坚持：一旦戴上呼吸机，绝不能撤。态度决绝，堪为家长式作风之最。在生命维持治疗中，这种过时的观点依然盛行的现象可以说与日常医疗中根深蒂固的家长式作风不无关系。

据说在日本，仍有医生不告知患者本人癌症诊断结果。他们只向家属说明病情，介绍治疗方案。治疗方案得到家属同意后，他们就在病历上写上“得到知情同意”。怎么会有与知情同意原则如此相悖的医疗行为呢？首先，医生无权无视患者最重要的权利，即知晓自己病情的权利；其次，患者没有被告知实情，当然不可能对治疗做出决定并表示同意（知情同意）。此外，如果患者不希望包括家属的其他人知晓自己的病情，医生有义务予以尊重。而未经患者同意，医生就把病情直接告知家属的做法，无疑侵害了患者的个人隐私权。不告知患者实情，仅向家属说明病情，并取得治疗同意的行为，是对患者权利的多重侵害。

05 慎用、终止
生命维持治疗，何去何从？

吉尔甘诉讼案

1989 年 5 月，凯瑟琳·吉尔甘（Catherine Gilgunn，71 岁）在家中摔倒，造成大腿骨折。虽然以前发生过大腿骨折并做了手术，但她并没有意识到是骨折。她决定在家观察。凯瑟琳的身体状况原本就很差，她患有糖尿病、帕金森病、脑中风、乳腺癌等多种疾病。这次骨折后，她的身体状况更是越来越差。6 月 7 日，即 1 个多月后，她被送到马萨诸塞综合医院。

凯瑟琳住院后，病情有所好转，但是在第九天，她却突然出现严重的痉挛，不得不戴上呼吸机。治疗小组虽然竭尽全力，但痉挛很不好治，两周后才得到控制。此时，医生们对患者的评价是：脑功能广泛障碍，没有恢复意识的可能性。

女儿琼·吉尔甘（Joan Gilgunn，30 岁）代表家属和医生们交涉。琼表示：母亲总是说希望尽一切可能救治；她强烈要求医生们使用呼吸机等手段实施生命维持治疗。

医生们接受了琼的请求。数周后，医生们一致认为治疗完全无救治价值（medical futility）。马萨诸塞综合医院伦理委员会也支持治疗小组的意见。7 月 5 日，主治医生在病历上写下了禁止心肺复苏指示（Do Not Resuscitate，DNR）。

所谓禁止心肺复苏指示，就是指对癌症晚期等救治无望的患者，不进行“不必要的、不适当的”心肺复苏抢救。本来，做出禁止心肺复苏指示需征得患者、家属同意。但在这个案例中，医生则是在完全知悉家属不同意的情况下，自己单方面做出的。对凯瑟琳来说，禁止心肺复苏指示则意味着终止生命维持治疗，即撤掉呼吸机。由于琼的强烈抗议，两天后主治医生撤回了禁止心肺复苏指示。

到了 8 月，治疗小组成员也更换了。W. 德克（William Dec）成为新的主治医生。他再次向琼解释，继续生命维持治疗已毫无意义。但琼坚决不接受禁止心肺复苏指示。她甚至不和德克对话，拒绝任何劝解。

由于得不到家属同意，德克再次向伦理委员会咨询。伦理委员会委员长 E. 卡瑟姆（Edwin Cassem）指出：对该患者施行抢救，不仅是医学性禁忌，而且是非人道、非道德的。他再次表示支持禁止心肺复苏指示。

在伦理委员会同意下，德克做出禁止心肺复苏指示。随后他又咨询医院的律师，也得到没有法律性问题的保证。8 月 7 日，在没有得到琼的同意下，德克开始撤离呼吸机。

而琼为“拯救母亲”，开始寻求法律途径，但没有律师愿意帮助她。她又去寻找能够接收母亲转院的医院，也未成功。琼“拯救母亲”的努力化为泡影，呼吸机开始撤离后 3 天，凯瑟琳去世。

琼以无视家属意愿、擅自终止生命维持治疗属医疗失误为由，将马萨诸塞综合医院和德克、卡瑟姆两位医生告上法庭，提起损害赔偿诉讼。在法庭审理中，双方争论的焦点为：医生、医院判断无救治价值时，是否可以无视家属要求，单方终止治疗。1995 年 4 月 21，凯瑟琳去世后近 6 年，陪审团做出裁决：医生、医院无过错；医生、医院判断无救治价值时，可以拒绝家属继续治疗的要求。

与安乐死相混淆

一名 90 岁男性因食物噎着、心肺功能停止被送到医院。经抢救，心脏出现跳动，但患者无自主呼吸，在昏迷状态下靠呼吸机维持生命。医生告诉家属，患者无恢复希望，继续生命维持治疗没有意义。征得家属同意后，医生在第二天撤掉呼吸机，15 分钟后，患者死亡。

患者死亡后 3 个月，医生因未经患者本人同意而撤掉呼吸机、实施了“安乐死”，负有“谋杀”嫌疑，遭到警方调查。对此，媒体进行了大肆报道。有的媒体甚至报道，该医生在以前任职的医院也曾撤掉过两位患者的呼吸机①。一时间，这位医生仿佛成了实施安乐死的杀人惯犯。

这是 2004 年 1 月，在日本北海道公立的羽幌医院发生的撤掉呼吸机事件。对没有恢复希望的患者终止生命维持治疗的做法，与发生在马萨诸塞综合医院的吉尔甘案例是一样的。然而，对吉尔甘案例，陪审团的裁决是：医生未经家属同意撤离呼吸机的行为无过错。而在羽幌医院事件中，医生是在家属同意下撤离呼吸机的，为什么还有“谋杀”嫌

---

① 其后证实，报道的事件纯属子虚乌有。

疑呢？

羽幌医院事件其后由于医生撤掉呼吸机“与死因无直接关系”，调查未被立案。倘若为无恢复希望的患者撤掉呼吸机就等于谋杀，那么美国的医生几乎都成了“谋杀犯”。在美国，人们普遍认为让无恢复希望的患者继续生命维持治疗的做法反而是不道德的，因而撤掉呼吸机已然成为惯例。

上述两个案例，可以说属于慎用、终止生命维持治疗范畴，而与安乐死无关。在医疗伦理上，两者概念完全不同。羽幌医院事件被当做一个“大事件”，炒得沸沸扬扬，与日本警察、媒体对这两个概念的认识不清不无关系吧？而且，他们对安乐死这个概念本身也存在很大误解，以为“医生在预知会造成患者死亡的前提下而采取的行为等于实施安乐死”。

1994 年，英国上议院医学伦理委员会（Select Committee on Medical Ethics, House of Lords）在报告书中将安乐死定义为为帮助患者摆脱无法缓解的疾病痛苦、以结束生命为明确目的而采取的故意行为。1999 年，国际临终关怀、舒缓治疗协会（International Association for Hospice and Palliative Care）将慎用、终止生命维持治疗定义为为避免人工拖延死亡过程而采取的以接受自然死亡为目的的行为。例如，安乐死采取快速静脉注射高浓度氯化钾（potassium chloride）或点滴肌肉弛缓剂等手段来结束患者生命；而慎用、终止生命维持治疗则是以不采用人工手段拖延死亡过程为目的。两者性质根本不同。

在旧的医学伦理教科书中，慎用、终止生命维持治疗属于消极安乐死。但是，1994 年，英国上议院医学伦理委员会的在报告中指出消极安乐死概念只会招致无意义的误解，因而否定使用消极安乐死一词。对羽幌医院事件，一位国立大学的医学伦理“专家”在报纸上发表评论，指出本案本属于消极安乐死，但却被当做积极安乐死。在日本，连“专家”尚且把慎用、终止无救治价值的生命维持治疗与安乐死混为一谈，又遑论警察与媒体的低级错误呢。

医患双方意见对立

慎用、终止生命维持治疗在美国的医院已成为常规化操作。20 世纪 90 年代前后，慎用、终止生命维持治疗病例激增。据加州大学旧金山分校（University of California，San Francisco，UCSF）调查显示，在重症监护室死亡的患者中，在 1987 – 1988 年因慎用、终止生命维持治疗而死亡的患者占 51%，而在 1992 – 1993 年则上升至 90%（《美国呼吸系统及急救杂志》，American Journal of Respiratory and Critical Care Medicine 155：15，1997）。慎用、终止生命维持治疗病例激增的时候，也正值美国管理医疗兴起、医疗成本抑制压力急剧增大。

同时，如吉尔甘诉讼案所示，就是否慎用、终止生命维持治疗，治疗小组与患者、家属意见对立的情况也并不少见（据加州大学旧金山分校调查显示，在治疗小组建议慎用、终止生命维持治疗病例中，家属拒绝的占 4%）。

在慎用、终止生命维持治疗上，随着家属与医疗者意见对立的案例增多，医学界开始出现这样的观点：当患者、家属要求实施、继续无救治价值的生命维持治疗时，医疗者有权单方面拒绝。例如，1991 年美国胸外科学会（American Thoracic Society）发表声明，指出当医疗者判断生命维持治疗无救治价值时，即使没有征得家属、代理人同意，他们也可以限制实施（《美国呼吸系统疾病评论杂志》the American Review of Respiratory Disease 144：726，1991）。该学会拥有众多急救专家会员，其声明无疑反映了医疗一线医生们的心声：患者被强制进行无救治价值的治疗是痛苦的，请相信专家们的判断吧。

围绕终止生命维持治疗，医疗者与患者之间的诉讼案例也不断出现。在这些案例中，争论焦点无一例外：即当患者、家属要求继续无救治价值的生命维持治疗时，医疗者是否有权在无患者、家属同意下，单方面终止治疗。迄今为止的判决，绝大部分都认定医疗者无权单方面终止治疗：是否无救治价值，最终应由患者、家属决定；即便判断生命维持治疗无救治价值，医疗者也须取得患者或家属的知情同意，否则不得终止。

据笔者所知，认可医疗者有权单方面终止生命维持治疗的案例，吉尔甘诉讼案是仅有的一例。与其他诉讼案相比，其不同在于：①其他诉讼案是在生命维持治疗持续期间，要求法院判决是否继续治疗；而该案则是针对终止生命维持治疗的结果，要求法院判决有无医疗失误、赔偿责任等。②其他诉讼案是由法官来判决的；而该案仅由陪审团裁决，裁决的理由也未以书面形式保留。在该案中，虽说医生、医院胜诉，但陪审团的裁决也只能算是例外。一般来说医生、医院并无权力单方面终止生命维持治疗。

实际上，在吉尔甘诉讼案中，对医生、医院的应对方式舆论也提出诸多批评，更有严厉谴责伦理委员会没有发挥应有作用的。例如，有批评指出，伦理委员会委员长（精神科医生）只是看了看患者，就判断治疗小组的意见正确。他更像是接受咨询的专家，对其他科室患者的诊疗发表意见，而不是作为伦理委员会委员长发挥作用。而且，伦理委员会只是单方面支持医疗者，甚至没有给家属发表意见的机会。此外，在家属已经拒绝和主治医生讲话、医患双方出现明显对立的情况下，伦理委员会也没有商讨更换主治医生等。

解决方案

20 世纪 80 年代后期至 90 年代中期，美国医学界对无救治价值的生命维持治疗进行了积极探讨。据芝加哥大学（University of Chicago）P. 赫夫特（Paul Helft）等学者总结，对无救治价值治疗，当患者、家属与医疗者意见对立时，人们一共提出了 4 种解决方案：

（1）尝试定义无救治价值治疗。其目的在于：如果定义明确，则各种纷争可迎刃而解。尽管许多研究人员试图定义无救治价值治疗，他们的观点却难获社会认同，以定义解决纷争的尝试失败。

（2）尝试通过临床数据解决纷争。即以临床数据（概率）为基础，判断治疗是否有救治价值。为此，研究人员开发出按重症程度分类的各种系统。然而，即使医疗者可以预测满足一定条件患者群的整体预后，但却难以判断某种治疗对各个具体病例是否有效。这种方法也难以在实际中应用。

（3）尝试以医生判断为标准。作为一般原则，当医生判断无救治价值时，即使没有患者（家属）同意，医生也可慎用、终止治疗。实际上，医生的判断不可避免地带有主观性的价值判断因素，而治疗有无价值最终仍需由患者（家属）决定。理所当然，这个尝试遭到强烈反对，也中途夭折。

（4）尝试制定解决医、患对立问题程序。既然不能客观定义无救治价值治疗，意见相左的人们，也只能按照正当的程序解决纷争了。这一尝试力求从实际出发，找出解决问题的途径。

1999 年，美国医学会伦理法律委员会（Council on Ethical and Judicial Affairs，AMA）发表题为《关于临终医疗中的无救治价值治疗》（Medical Futility in End-of-Life）报告，建议依照程序解决个案纷争。程序分为 3 个阶段：①通过患者意愿确认、医生与家属的直接沟通、患者权益代言人调解或医院伦理委员会调解等消除意见分歧。②如果意见分歧仍然存在，则尝试其他解决途径，如更换主治医生、转院等。③上述方法失败后，进入最终解决程序。

当然，美国医学会报告仅属于指南性质的建议，而得克萨斯州基于类似考虑，通过了事前指示法（the Texas Advance Directives Act，1999）。该法确立了在慎用、终止生命维持治疗中医患双方意见对立时的解决规则：①医院方书面告知家属伦理咨询步骤；②呼吁家属参加由伦理委员会组织的调解；③伦理委员会书面告知家属调解结果；④经伦理委员会调解后，双方意见分歧仍不能消除时，尝试转送其他医疗设施；⑤如果未找到接受转院的医疗设施，10 日后医生、医院无需家属同意，也可慎用、终止生命维持治疗；⑥家属、代理人可向法院申请延长寻找接收医院时间；⑦法院不认可延长时间，或家属未向法院申请延长时，医生、医院无需家属同意，也可慎用、终止生命维持治疗。

06 儿童癌症治疗，谁做主？

帕克绑架事件

在儿童癌症治疗上，父母与医生意见对立，以至出现“绑架”亲生孩子的案例。2003 年 8 月，在犹他州，一名 12 岁男孩——帕克·金森（Parker Jensen）就被父母“绑架”了。

2002 年 10 月，帕克的口腔底部被发现长了一个肉瘤。牙科医生告诉帕克父母，可能是唾液腺堵塞所致。但肉瘤并没有消失，2003 年 5 月初，口腔科医生执刀为帕克摘除了直径为 8mm 的肉瘤。

手术 2 周后，摘除的肉瘤被诊断为尤因肿瘤（Ewing sarcoma）。医生们建议立即开始化疗：如果只做手术，5 年生存率只有 5%；如果化疗，生存率可望达到 70%。

然而，孩子虽然长了肉瘤，但取出后并无其他症状，可以说是“非常健康”的。让这样一个孩子接受带有严重副作用的化疗？帕克父母犹豫了。他们表示，希望在化疗前接受第三方诊断。医院同意了，联系了波士顿的达纳 - 法伯肿瘤研究所（Dana - Farber Cancer Institute），准备再次进行细胞组织检查。但是由于保险公司拒绝支付费用，计划无奈取消。

帕克接受了图像诊断，并没有发现病灶转移。一开始就没有任何症状，检查结果也没有发现身体内还有癌细胞存在，为什么一定要进行危险的化疗呢？对化疗方案，帕克父母还是难以接受。

“一般来说，这种癌细胞的细微转移，普通的检查是查不出来的。既没有症状，检查也没发现癌细胞，为什么还要开始化疗呢？你们难以接受的心情，我们理解。但是，为孩子的生命着想，还是必须开始化疗。”医生们苦口婆心，但帕克父母还是不同意。

1 个月过去了，6 月中旬，医生们忍无可忍，向犹他州儿童家庭局（Division of Child and Family Services，Utah）通报：父母拒绝让孩子接受必要的治疗。于是，儿童家庭局开始介入，向法院告发帕克父母有儿童虐待嫌疑，要求举行听证会。

父母表示，希望在听证会上获得洛杉矶的医院的第三方诊断。7 月末，在第三次听证会上，洛杉矶的医生通过电话作证：诊断为尤因肿瘤，化疗是最好的治疗方法。他对医生们当初的诊断、治疗方针表示全面支持。法官责令帕克父母让帕克在 8 月 8 日前开始化疗。

虽然事先承诺遵从洛杉矶的医院的第三方诊断，但帕克父母仍然拖延治疗。8 月 8 日，法官表示化疗已经晚了 11 周，因而指示儿童家庭局对帕克实施人身保护。然而帕克一家却去向不明了。1 周后，以“绑架”嫌疑，法院对帕克父母发出了逮捕令。

不久，帕克父亲及家里其他孩子被发现藏匿在爱达荷州。而母亲先是带帕克到得克萨斯州休斯敦的一家替代医疗设施。但由于遭到犹他州儿童家庭局的干预，帕克无法接受治疗，母子二人只好来到爱达荷州与家人会合。8 月末，父母举行新闻发布会，控诉犹他州强制帕克接受化疗，侵害了父母为孩子决定治疗的权利。

父母诉诸媒体的策略获得了成功。犹他州儿童家庭局被谴责无视父母意愿强迫孩子进行危险的化疗，离散他人家庭等。9 月 4 日，在犹他州议会大厦前，帕克一家的支持者们举行集会。数百名支持者喊着口号，“我的孩子，我做主（My Child，My Choice）”，抗议声势浩大。

“我的孩子，我做主”，成为支持帕克家的口号。不言而喻，这是“我的身体，我做主（My Body，My Choice）”的翻版，是堕胎赞成派女性们喊出的著名口号。“我的身体，我做主”不仅限于认可堕胎，也具有尊重患者自主权的普遍意义。然而，“我的孩子，我做主”却意味着“只有父母才有权利决定孩子的医疗”。它背离了优先尊重孩子利益原则，因而是难以得到认同的。

但是，“州等公共权力机构不应介入本该家庭内部决定的事。他们不但插手，还要剥夺孩子的养育权，太离谱了！”帕克家的理由听起来也理直气壮。他们成功获得了舆论的支持。

支持帕克家的声势越来越大，而犹他州儿童家庭局却成了滥用权力离散他人家庭的“罪魁”，受到舆论谴责。其实，儿童家庭局介入只不过是为了优先保护儿童患者的最大利益。而对舆论动向非常敏感的政治家们也对帕克家表示同情和支持。例如，犹他州州长 M. 里维特（Mike Leavitt，布什任总统后，成为卫生部长）从一开始就对帕克家表示同情。在巨大压力下，儿童家庭局最终未对帕克实施人身保护。

在州长态度鲜明的干预下，儿童家庭局与帕克家再次进行谈判。9 月 5 日，绑架犯逮捕令发出 3 周后，双方在法院调停下达成协议：帕克家自己选择儿科肿瘤专家诊断、治疗。逮捕令效力停止。

双方达成了新的协议，帕克绑架事件似乎终结。但是，在协议生效后 3 周，帕克父母以主治医生是根据预后推荐治疗方案为由仍然拒绝化疗，又一次单方违约。为了支持父母的主张，帕克也在摄像机镜头前宣称：我不是癌症，不需要化疗。

帕克父母拒绝遵守在法院调停下达成的协议，可谓态度恶劣，胆大妄为。然而在其强硬态度的背后，不仅有舆论和媒体的支持，还有州长的同情。

10 月 24 日，儿童家庭局以帕克接受有行医执照医生的诊疗为条件，撤回了起诉。负责此案的法官同意撤回起诉，但也严厉批评帕克父母：你们并不明白，你们已经将孩子的生命置于危险的境地。如果帕克死了，你们只能责备自己，怨不得任何人。虽说你们的愿望实现了，但请不要认为这是“胜利”。因为这个案子没有胜者。如果要勉强决定胜负，那也或许只有因癌症复发而输掉孩子的“败者”。

2005 年 5 月，犹他州制定父母、监护人医疗决定法（Medical Decisions of A Parent or Guardian）。该法规定：关于孩子应接受何种治疗，只要没有明了且具有说服力的理由证明孩子父母、监护人失职，他们就不得以虐待儿童罪问罪。这个法案也被称为帕克·金森法，正如它的名称一样，是因帕克绑架事件而制定的。

凯蒂绑架事件

2005年6月3日，得克萨斯州纽塞斯地区保安局（Nueces County Sheriff's Office）发出安贝尔警报（Amber Alert），称阿瓜达鲁斯市12岁少女凯蒂·沃内克（Katie Wernecke）被“绑架”了。在儿童癌症治疗上，这是又一例因父母与医生意见对立而发生的“绑架”事件。

广播和电视详细报道了涉嫌带走凯蒂汽车的型号、颜色、车牌，以及有关犯罪嫌疑人的信息。保安局发出安贝尔警报无疑是判断凯蒂的生命“受到了威胁”。而绑架嫌疑人却是凯蒂的母亲米歇尔（Michele Wernecke，37岁）。第二天，纽塞斯地区保安官在沃内克家的牧场里发现了母女二人，随即对凯蒂实施人身保护，并逮捕母亲米歇尔。

为什么亲生母亲会“威胁”孩子生命，以至被当成“绑架犯”追捕，并被逮捕呢？原来得克萨斯州儿童保护局（Texas Child Protective Services）判断母亲拒绝让孩子接受医学上必要的治疗，让孩子面临生命危险。凯蒂患了霍奇金病（Hodgkin's disease），从2005年1月开始接受化疗。其后主治医生建议进行标准治疗，即在化疗后追加放射线治疗。但凯蒂父母坚持认为女儿的肿瘤已经消失，没有必要接受有害的放射线治疗。

一封匿名信送到了儿童保护局：如果治疗中断，孩子会有生命危险。于是儿童保护局开始介入。在听取了凯蒂父母以及相关医疗人员的说明后，儿童保护局判断凯蒂应接受治疗，否则她将会有生命危险，因而做出决定：如果父母拒绝让凯蒂接受治疗，那么州将对凯蒂实施人身保护并让其接受治疗。

但是，在儿童保护局采取行动前，母亲抢先将凯蒂“绑架”并去向不明。于是儿童保护局向保安局通报：如不尽快接受治疗，孩子将有生命危险。保安局因而启动安贝尔警报，在当地反复播报“绑架信息”。于是母亲被当做“恶性绑架犯”追捕。

实际上，在该事件背后也存在着由谁决定儿童癌症患者治疗的问题。父母拒绝让孩子接受治疗时，州是否有权干预？凯蒂绑架事件演变成“医疗事件”。儿童保护局认为父母无权拒绝让孩子接受必要的治疗；而父母则公开凯蒂在摄像机前的录像，证明本人不愿接受放射线治疗。

凯蒂说道：“我的体重增加了，头发也开始长出来。我感觉棒极了！我完全没有必要接受放射线治疗。谁也不听我的意见，这可是我自己的身体啊。如果放射线无害，那医生们应该先照一照，证明给我看啊。我绝对不要进行放射线治疗。”凯蒂的录像在全国媒体反复播放。化疗后，她的头发还没完全长出来，脑袋仍然光光的。

6 月 10 日，法庭举行了有关凯蒂治疗方案的听证会。凯蒂受到人身保护后，医生为她做了检查。在听证会上，医生宣布：凯蒂的恶性肉芽肿瘤不仅没有消失，还复发了；她必须马上进行化学治疗。翌日就是凯蒂 13 岁生日，对她来说，没有比这更残酷的消息了。与帕克事件一样，凯蒂绑架事件也是以没有“胜者”的结局而告终。

儿童患者自主权

众所周知，知情同意的根本原则在于尊重患者自主权，即自己的身体自己做主。但是，如何尊重患者自主权却并不那么简单。行使知情同意原则，患者决定能力是前提，否则在方法上则需有所变通。

例如，处于昏迷状态、不能自我表达的患者，显然不具有决定能力；而痴呆、精神疾病的患者，对病情的理解、判断也可能存在问题，他们自己做决定是否妥当？同样，儿童的理解力、判断力尚未成熟，儿童患者单独行使自主权一般也不予认可。在儿童医疗中，知情同意原则的行使自然与有行为能力的成人不一样。

在成人的知情同意行使上，患者自主权优先于患者利益。例如，耶和华见证人（Jehovah's Witnesses）的教徒，明知会死亡，还是拒绝输血。他们即使做出“不利”的选择，医疗者也只有尊重。在凯蒂绑架事件中，假设凯蒂的年龄不是12岁，而是30岁。作为具有辨别力的成人，如果她表示“我知道不接受放射线治疗，死亡风险很大。但是，一想到副作用，我就完全不想接受放射线治疗了”，无疑她的决定会得到尊重，当然也不会有这次的绑架事件了。

然而，儿童患者利益优先于自主权。例如，即便儿童大哭大闹拒绝打针，护士还是会坚持给他打针的。为什么成人与儿童的知情同意规则差异如此之大？这是因为儿童拥有成人没有的特殊权利。

也即是儿童拥有未来的权利。人们正是为了让儿童拥有未来，所以才限制他们现在行使自主权。对凯蒂来说，不认可未成年凯蒂拒绝治疗的权利，正是为了让她能够通过目前的治疗得以成年，并最终行使自己决定是否治疗的权利。也就是说，正是为了保证她有朝一日拥有成人自主权，所以才限制她目前的自主权（尊重成人自主权——如“不治疗，宁死亡”的决定，正是因为成人没有拥有未来的权利）。

在儿童知情同意中，患者利益优先于自主权。那么，由谁来判断儿童患者的利益呢？一般来说，是由父母等监护人作为代理人，为实现儿童最大利益，代为做出医疗决定的。虽然儿童利益原则上由父母决定，但这并不意味着父母拥有决定一切的权利。如果父母的决定损害孩子利益、可能剥夺孩子拥有未来的权利，那么父母的权利则不被认可。

然而，非常不幸的是，在这世界上不仅有虐待儿童的父母，还有极少数父母甚至毫无人性，例如仅仅为骗取保险金而不惜杀害自己的孩子。在医疗上，即便是父母，也不能完全保证他们会自动追求孩子的最大利益（也有的父母并没有尽到为儿童追求最大利益的义务）。

如果父母威胁到孩子生命，那么应该由谁来保护孩子呢？在美国，各州设立了儿童保护局等政府性机构。而且，如果发现有“父母危及孩子生命”的病例，医疗者也有义务向州报告。

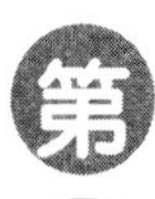

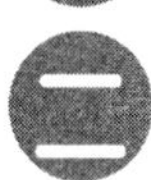

美国医疗保险新动向

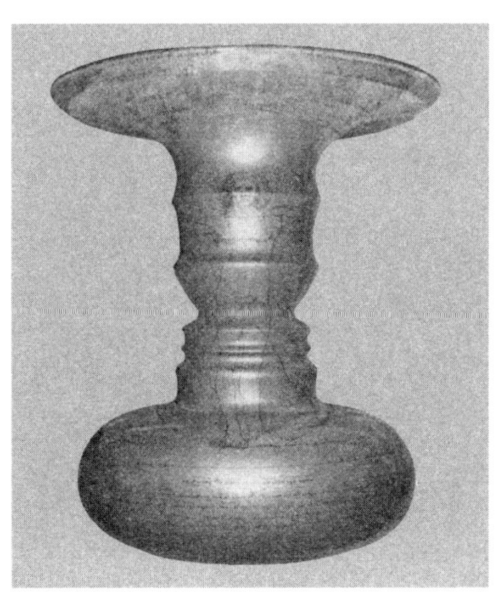

01 尖端医疗与保险适用

传奇女性与“梦幻新药”

2004 年 10 月 8 日，M. 斯图尔特（Martha Stewart，63 岁），一位在美国家政市场创造奇迹、被誉为“家政女王”而风靡全国的传奇女性，进入西弗吉尼亚州的联邦女性监狱服刑。20 多年来，笔者一直关注癌症治疗新动向。面对这个新闻，笔者也不禁思绪万千。她的入狱与癌症治疗有何关系呢?

2001 年 12 月，斯图尔特因涉嫌生物高新技术企业——因克隆公司（ImClone Systems，IMCL）股票内幕交易而遭到联邦调查局（FBI）调查。斯图尔特的嫌疑内容为：她从因克隆公司创始人兼首席执行官 S. 瓦克萨（Samuel Waksal，已判刑 7 年，服刑中）处得知美国药品食品管理局（U. S. Food and Drug Administration，FDA）有可能拒绝批准该公司开发的抗癌新药——爱必妥（Erbitux，通用名西妥昔单抗 cetuximab）的消息，因而在 FDA 正式决定发布前高价抛售了她所持有的该公司股票。

最终，联邦调查局并未能以涉嫌股票内幕交易的罪名立案。他们以“在调查过程中撒谎，妨碍调查”的罪名起诉斯图尔特。2004 年 3 月法院判决她罪行成立、处以刑期 5 个月至2005年3月。结果，这位身家5亿美元的大富婆沦落到狱中做苦工，1小时工资为12~40美分。

原来，2001年6月，因克隆公司宛若炫耀对爱必妥的无比信心，特向FDA提出加急许可申请。与传统的化学疗法原理完全不同，爱必妥以“梦幻新药”的形象出现，宣称可抑制癌细胞增殖，吊足了投资人的胃口。该药为EGF（epidermal grahfactor，表皮生长因子）受体的单克隆抗体，据说可阻断促进癌细胞增殖的生长因子，正是这一全新的作用机理成为卖点。

股市也看好该公司的前景，其股票价格持续飙升，半年内涨幅高达60%。2001年12月，其股票价格暴涨至72美元。不料因克隆公司信心满怀的申请却遭遇当头棒喝。爱必妥被拒绝批准的原因不是因为它没有效果，而是提出的临床试验数据不充分（这也折射出新兴企业不熟悉美国药品行政管理体制的悲哀）。自然，因克隆公司股票价格开始暴跌，最后跌至最高价格时的10%。

2003年8月，因克隆公司不仅备齐了相关数据，还补充了新受试者（包括第一次申请时的人数，合计329人）的临床试验数据，再次向FDA提出许可申请。2004年2月，云开雾散，爱必妥获得结肠直肠癌的治疗药许可。该公司股票价格也开始回升。

笔者为什么对因克隆公司的股票内幕交易案如此感慨呢？其实早在20年前，笔者做研究生时的研究课题就是“通过EGF等生长因子抑制癌细胞增殖”。当时我天真地以为“阻断生长因子发挥作用，即可实现一种新的癌症治疗法”，并为这个梦想而日夜奋斗。不料20年后自己当年的梦想以新药爱必妥的形式实现了。而且其“经济价值”甚至引起股票内幕交易丑闻，这不能不让人感怀万端啊。

据说斯图尔特在股票内幕交易中的获利仅为区区5万美元。而因为卷入这一丑闻，她旗下的企业股票价格大跌，仅股价暴跌给她本人带来的损失就高达1.66亿美元。

为梦幻新药付出了高昂代价的不仅是斯图尔特。爱必妥被FDA批准为抗癌药伊立替康（Irinotecan）的联合用药，但爱必妥与伊立替康联合疗法1个疗程（8周）的药费为3万美元。梦幻新药的问世，对患者则意味着更高昂的治疗成本。

大肠癌新药，天价入市

大肠癌新药爱必妥价格高昂，堪称高价新药的典型。其他大肠癌新药的天价入市，更是蔚然成风。

5－FU/LV（氟尿嘧啶 fluorouracil，醛氢叶酸 Leucovorin）联合疗法于20世纪80年代开始普及，是最初确立的大肠癌化疗法。针对癌转移患者，该疗法的存活期为8～12个月（核心区间）。按照开发该疗法的梅奥诊所（Mayo Clinic）诊疗方案，1个疗程（8周）成本为60多美元①。

1996年抗癌妥（Campto，通用名伊立替康）获得批准，

---

① 根据D. 希拉格（Deborah Schrag，《新英格兰医学杂志》the New England Journal of Medicine 351：317，2004）估算。假设患者身高170cm、体重70kg，按该药平均批发价格的95%计算。

可采用单独疗法或与 5 - FU/LV 疗法并用。抗癌妥与 5 - FU/LV 并用的化学疗法，8 周成本约为 9500 美元。2002 年，乐沙定（Eloxatin，通用名奥沙利铂 Oxaliplatin）获得批准，乐沙定与 5 - FU/LV 并用的成本（8 周）则猛升至 1.2 万美元。

2004 年，FDA 又批准了新一代抗癌药，并且可适用医疗保险。除爱必妥外，阿瓦斯丁（Avastin，通用名贝伐单抗 Bevacizumab）——VEGF（血管内皮生长因子）的单克隆抗体，也得到批准。与以前的化学疗法并用时，阿瓦斯丁的成本为 2.1 万美元，爱必妥为 3 万美元。它们与梅奥诊所当初开发的 5 - FU/LV 疗法相比，成本上涨幅度更是惊人。

对患者来说，新型抗癌药成本到底有多大呢？一般来说，只有在传统抗癌药无效的情况下，患者才能使用新型抗癌药，否则，保险不予报销。例如，对发生癌细胞转移的大肠癌患者，先实行抗癌妥与 5 - FU/LV 并用的疗法；治疗无效后，才能实行抗癌妥与爱必妥并用的疗法。而实行两种疗法到治疗无效的期间（核心区间）分别为 8 个月、4 个月，如坚持治疗直至药物完全无效，则全部成本约为 10 万美元。

在美国，每 7 人中就有 1 人为无保险者。如果无保险，患者则需全部自费负担这 10 万美元的药物成本（而且，这仅是抗癌药的成本）。没有经济实力的患者，当然就无法享受最新抗癌药的成果，“命也有贵贱”也就名实相符、比比皆是了。

其他器官癌症的抗癌新药也同样贵得离谱。例如泽瓦林（Zevalin，通用名替伊莫单抗 Ibritumomab tiuxetan），非霍奇金病淋巴瘤（Hodgkin's lymphoma）的免疫放射疗法药物，一个疗程的成本就高达3万美元。格列卫（Gleevec，通用名伊马替尼甲磺酸盐 Imatinib mesilat），慢性骨髓性白血病特效药，一粒胶囊的市场价格是20美元。其标准用药量为1天4~6粒，如患者无保险，则1个月成本为2400~3600美元。而且，继格列卫之后的新一代抗癌药也已进入临床试验阶段，据说对格列卫治疗无效的患者疗效显著。无疑，天价抗癌新药还会不断问世。

日本混合诊疗之议

在日本，一些人认为患者无法享受新型抗癌药成果的情形是不人道的，因而主张未获批准的新药，患者可自费购买、自由使用，即实行混合诊疗。实际上这才是真正的不人道。若按这种做法，无疑美国的无保险社会现象也将在日本重现。今后天价新型抗癌药不断问世，如果也只有有钱人才能使用，那日本不也成为“命也有贵贱”的国度了吗？

乐沙定是主张混合诊疗的人们大做文章的新药。他们以乐沙定为据，证明日本限制严格，新药难以获得批准。数年间，日本媒体也大肆渲染：大肠癌患者不能使用乐沙定是不人道的。而关于乐沙定在日本的新药许可申请，真相究竟如何呢？

1996年乐沙定最初在法国获得批准，1999年在欧盟、2002年在美国也获得批准。早在1997年，日本一企业就从法国企业获得乐沙定销售权，然而迟至2004年2月，即7年后，他们才提出许可申请。2005年4月乐沙定在日本获得批准（在日本，商品名为 ELPLAT）。

20 世纪 90 年代中期，该企业已经开始在日本销售自行开发的抗癌药——抗癌妥。然而，对乐沙定的许可申请，他们为什么一直按兵不动呢？是因为自行开发的药品占领着市场，所以并不急于推出？还是害怕新药会降低自己药品的市场份额？总之，在乐沙定许可申请上，正是该企业的拖延怠慢致使很多患者无法及时享受新药的成果。作为制药企业，他们又是怎么履行自己的社会责任的呢？

假设在 1997 年时是别的制药企业取得乐沙定销售权。作为抗癌妥的竞争商品，其许可申请无疑会尽快提出，哪用得了 7 年时间。实际上，在欧盟，制药企业不允许独占竞争药品的销售权。例如，2004 年 8 月，阿文蒂斯公司（Aventis S. A.，持有抗癌妥销售权）与圣德拉堡公司（Synthelabo，持有乐沙定销售权）合并时，他们就必须将其中一种药品的销售权转让给其他公司，否则合并将不被批准。

乐沙定不能在日本及时批准使用，绝不是因为没有实行混合诊疗，而是企业怠慢、拖延提出许可申请的结果。在制度上，可以说也是日本的反垄断法过于宽松，竟容许企业垄断竞争药品的销售权，容许其妨碍药品许可申请。

其实，1998 年以后，日本也可根据国外临床试验数据进行新药批准，从而大大提高了审批速度。只要提出申请，新型抗癌药的批准有可能仅稍稍迟于其他发达国家，例如格列卫。2001 年 12 月，格列卫在美国获得批准后 7 个月，日本根据海外临床试验数据，也迅速批准该药并将其载入保险适用药品目录。结果，美国的无保险患者尚为筹集格列卫药费煞费苦心时，日本患者却可以保险使用该药进行治疗。到2004 年7 月，在日本已有34 种药品以国外临床试验数据而获得批准。

所以，日本患者不能及时享受乐沙定新药成果的真正原因是必要的治疗未被纳入保险诊疗适用范围，而不是政府不认可混合诊疗，不能将两者混淆。在日本如果患者得不到必要治疗，那就应该改革现行制度、实行“根本疗法”，即将必要的治疗及时纳入保险诊疗范围，而不是完全认可混合诊疗。混合诊疗是名符其实的“对症疗法”，有产生各种副作用的危险。

诊疗的保险适用审查

如何将必要的治疗及时纳入保险诊疗适用范围？美国联邦政府运营的老人医疗保险可资参考。老人医疗保险创立于1965 年，当时即以法律的形式规定保险应包括必要且合理的诊疗。因而在美国，凡老人医疗保险认可的，尤其是尖端医疗，商业保险一般也予以认可，这已成惯例。因此老人医疗保险的决定对美国医疗有着重大的影响。

然而，舆论也批评老人医疗保险决定保险适用范围的标准不明确、审查过程不透明。1999 年，老人医疗保险大幅度修订国家级保险适用决定（national coverage decision）的审查手续，明确规定以证据作为决定的标准，努力实现审查过程的透明化。美国老人医疗保险是按怎样的程序决定某种治疗是否适用保险的呢?

案例1，关于变形性关节炎的针灸治疗：患者申请纳入

保险诊疗适用范围

（1）2002 年 9 月：卫生部（U. S. Department of Health and Human Services）收到 J. 斯尔维曼（Jay Silverman，患者）的来信，他要求重新审查针灸治疗的保险适用问题。

（2）2002 年 12 月：卫生部有关人员配合制作正式申请文件，包括提供“证据”文献等，然后正式受理斯尔维曼的申请①。

（3）2003 年 2 月：卫生部内部审查后，判断需专家的技术评价，因而委托卫生部的医疗研究、质量局（Agency for Healthcare Research and Quality，AHRQ）进行技术评价。

（4）2003 年 7 月：卫生部收到技术评价的结果报告。

（5）2003 年 10 月：卫生部初步决定“必要且合理”的证据不充分，不适用保险。

（6）2004 年 4 月：卫生部对初步决定公开征求意见。对公众意见进行研究后，卫生部正式决定此项治疗不适用保险。

案例 2，关于小肠、多器官移植：研究单位申请纳入保险诊疗适用范围

（1）1999 年 6 月：托马斯 - 斯塔泽移植研究所（Thomas E. Starzl Transplantation Institute）提出保险适用审查申请。

（2）1999 年 9 月：卫生部委托医疗研究、质量局以及

① 申请纳入保险诊疗适用范围途径包括：企业、团体、个人等申请；需要相关诊疗的患者申请；卫生部相关人员内部提议。

蓝十字蓝盾公司（Blue Cross and Blue Shield Company，BCBS）技术评价中心进行技术评价。

（3）2000 年 4 月：卫生部收到技术评价的结果报告。

（4）2000 年 5 月：卫生部判断决定是否适用保险尚需更多信息。它明确列出 5 个问题点，并在官方网站上公开征集信息（证据）。

（5）2000 年 10 月：卫生部初步决定保险范围仅限于患者在符合特定条件的医疗设施内的治疗。

（6）2001 年 4 月：卫生部正式决定患者在符合特定条件的医疗设施内的治疗方可适用保险。

如以上案例所示，对所有的审查案例，老人医疗保险都在网上公示审查过程及决定的根据。不难看出，对诊疗的保险适用审查，美国卫生部是如何忠实履行说明责任和透明性原则的。

在日本，人们是否该停止对混合诊疗之类的无谓争论了呢？而如何充实保险诊疗，创造紧跟时代的医疗体制，是否才应是重中之重呢？

02 低收入者医疗保险危机

双重医疗保险制度

美国医疗保险制度传统上一直按市场机制运行。在市场机制下，消费者从众多的保险商品中，选择购买与自己财力和需要相符的险种。然而，通过雇主加入保险时，是就职的企业选择购买保险，被保险者（消费者）实际上没有选择保险的自由，只有决定是否参保的权利①。

能够通过就职企业加入保险，由企业负担部分保险费的人还算是幸运的。而且，由企业提供的医疗保险，历来作为聘用工资之外的福利，随着职位的晋升，个人负担部分逐渐减少。例如，成为公司高管后，个人可能完全不用负担保险费。因此，一个人收入越高，负担比例越小，保险费负担的逆增性问题突出。而在日本，个人保险费原则上按收入负担，随收入的增减而增减。

一些小企业没有财力为员工提供保险，而一些大企业也不向临时工提供保险。于是，小企业员工、大企业临时工、个体经营者、失业者等购买医疗保险时，他们就得自己负担

---

① 只有部分大企业及联邦政府等公立机构的雇主才提供数种保险供选择。

全部保险费。另外，作为大宗客户，大企业理所当然得到保险公司的大幅折扣；而个人自费购买保险时，则适用按标准价格。两者保险费之差达 10 倍以上也并不稀奇。

个人参保者自费负担全部保险费，而企业为公司高管等支付的保险费实质上相当于非应税所得，这是不公平的。例如，1999 年，根据克林顿政府的计算，仅企业负担的保险费未计入个人所得这一项就使美国联邦政府流失了 760 亿美元的税收。

企业负担保险费的免税效应，对大企业的高管更明显。低收入者不能通过企业加入保险，不仅保险费高，税负也相对沉重，等于受到双重压迫，负担的逆增性倾向更为突出。

事实上，在美国，没有任何医疗保险的无保险者逐年增加的现象就与保险负担的逆增性大为相关。因企业原因被临时解雇、或因疾病而失去工作的人们，不仅收入减少，而且保险费负担骤然加重，结果他们无法继续购买医疗保险，最终沦为无保险者。

市场机制就是弱肉强食的制度。以市场机制运营医疗保险，弱势群体很难避免被抛弃，从而沦为无保险者的命运。典型的弱势群体，如老人、残障者、低收入者等，如果放任他们被医疗保险拒之门外，则可能危及整个社会的稳定。所以，从 1965 年开始，美国设立了老人医疗保险（Medicare）、低收入者医疗保险（Medicaid）等由国家运营的公立医疗保险，从而形成了公立与商业医疗保险共存的双重医疗保险制度。

为弥补市场机制下出现的医疗保险漏洞，美国设立了公立医疗保险。但运营公立医疗保险的人均税金亦高达 2306 美元，高于日本人均医疗费 2130 美元①。对整个社会来说，双重医疗保险制度的代价是高昂的。尽管如此，无保险者仍然达到 4600 万人（每 7 人中就有 1 人），对他们来说，公立医疗保险实在是杯水车薪。以市场机制运营医疗保险制度的做法，实在是愚不可及。

而且，近年来，不断有州陷入低收入者医疗保险财政危机。以救助弱势群体为己任的“安全网”本身也面临着破产的危机。

田纳西州长，两改给付限制方案

1994 年，田纳西州（人口 570 万）对公立的低收入者医疗保险进行大力改革，推出新的保险计划——田纳西医疗保险（TennCare）。它放宽了被保险者的收入标准，使低收入者医疗保险患者增加了 50%，即由原来的 80 万人增至 120 万人，使 40 万无保险者（以及潜在无保险者）得到救助。

当时，田纳西医疗保险在不增加州财政负担的情况下，扩大被保险者范围的做法曾引起全美关注。2005 年，即该保险（被保险者 130 万人）实施 11 年后，却陷入濒临破产的危机。11 年间其医疗支出增加了近 3 倍，达到 80 亿美元（其中 50 亿美元来自联邦政府补助），占州预算总额的 1/3，2005 年度的赤字预计达 6.5 亿美元。

---

① 据 2004 年美国统计局（U.S. Census Bureau）调查数据。

2002年，P. 布雷德森（Phil Bredesen，民主党）在州长竞选中打出彻底改革田纳西医疗保险的旗号，最后成功当选。2004年2月，面临日益严峻的医疗保险财政，他宣布从下年度开始大幅度削减保险给付。他认为该保险的被保险者过多，给付也过于慷慨，因而提议限制患者的门诊开药种类以及就诊次数等。

理所当然，他的方案遭到猛烈反对。首先站出来的是非营利性组织——田纳西正义中心（Tennessee Justice Center，TJC），它声称绝不容许危及患者生命。该组织原本是为向贫困者提供法律援助而设立的，但在田纳西医疗保险问题上，它一直发挥着患者代言人的作用。它通过诉讼活动，维护患者权益，监督田纳西医疗保险的运营。对布雷德森提出的严厉限制方案，它也照样威胁不惜提起诉讼。

对低收入者医疗保险，各州在遵守联邦政府规定的前提下，可以独自运营。当然进行大幅度修改时，各州需获得联邦政府主管部门的许可。通常，在预算上，各州还需获得州议会审议通过。但在田纳西州，田纳西正义中心影响力巨大。因此该州的低收入者医疗保险改革，除需得到联邦政府和州议会许可外，还必须获得它的同意。

田纳西正义中心明确表示不同意大幅度限制保险给付。布雷德森也针锋相对，强调如果不能实行给付限制，就只有废除田纳西医疗保险了。与其他州的低收入者医疗保险相比，田纳西医疗保险是比较“慷慨”的。如果废除了，该州就只能回到低收入者医疗保险，即只提供符合联邦政府标准的基本医疗。由于低收入者医疗保险对被保险者的收入限制严格，一旦实行，则有 40 万州民将不得不沦为无保险者。可以说，布雷德森是不惜以 40 万州民为“人质”来强制推行他的给付限制方案。他的要挟逻辑无疑是：有给付限制，总比连保险都没有强吧。正所谓“聊胜于无”了。

由于州长与田纳西正义中心分歧严重，田纳西医疗保险改革也因而陷于僵局。然而，在此期间，其医疗支出增长幅度更超过预期，破产危机进一步加深。2005 年 1 月，布雷德森以财政状况愈见恶化为由，大幅度修改自己 1 年前提出的改革方案。新提案不仅修改了被保险者收入标准，使 32.3 万人失去参保资格，保险给付限制也更严格。他的给付限制内容包括：①每年住院天数最多 20 天（累计住院天数超过 20 天以上部分，不予以保险给付）；②每年就诊次数最多 12 次；③每年血液、X 线检查次数最多 10 次；④门诊开药每月不超过 4 种；⑤州外就医不给付；⑥从保险适用药品目录中删除药物中毒治疗药——美沙酮（Methadone）；⑦从保险适用药品目录中删除抑酸剂、抗组胺剂（antihistamine）。

给付限制内容之苛刻、不近情理，不能不让人感到骇然吧？不过，布雷德森在从政之前，曾在保险公司担任要职。作为管理医疗的行家，这种给付限制对他来说，不过是“小菜一碟”罢了！

密西西比州，保险“破产”危机

其实，田纳西医疗保险的给付限制方案，与其他州已付诸实施的相比，还只能算是小巫见大巫。

例如，位于田纳西州南面的密西西比州（人口 290 万），早就开始实施保险给付限制：例如住院，每年 30 天；急诊，每年 6 次；门诊开药，每月不超过 7 种等。尽管如此，该州低收入者医疗保险财政依然日趋恶化，2005 年 3 月 11 日，终于陷入“破产”境地。

为此，州长 H. 巴博（Haley Barbour）发表声明，恳求医生、医院、药剂师发慈悲：“虽然不知道何时能够支付，但请你们一定不要抛弃患者。”然而，78 万低收入者医疗保险患者很快就面临严峻的现实，即在“预约就诊时，被要求预付诊疗费”。

在密西西比州，有 1/4 的州民为低收入者医疗保险患者。该州人均收入 23448 美元，是美国最贫困的州①。低收入者多，低收入者医疗保险患者当然就多。而且，经济不景气，被保险者增多，低收入者医疗保险财政愈加恶化。尽管该州成人（65 岁以下）参加低收入者医疗保险的收入限制严格，仅为美国贫困标准（3 口之家的年收入为 15670 美元）的 35%，但参保州民仍占 1/4。

另外，对密西西比州低收入者医疗保险，联邦政府已承担预算的 77%，其比例是美国各州中最高的（平均 58%）。然而，其低收入者医疗保险却仍然陷入破产境地，最大原因只能说是巴博政治上的失策。

2003 年，巴博当选为州长。他原是共和党全国委员会（Republican National Committee）委员长，是坚定的保守派。

---

① 据美国商务部经济分析局（U. S. Department of Commerce, Bureau of Economic Analysis）统计，2003 年美国人均收入为 31632 美元。

他以承诺重建低收入者医疗保险财政而当选，可上任后他首先拿来开刀的，却是享受老人、低收入者医疗保险双重给付的5万名贫困老人、残障者。

传统上，老人医疗保险不负担门诊处方药药费①。对于老人、残障者（大多为65岁以下的肾功能衰竭者）来说，无钱买药可是性命攸关。所以作为一种救济措施，各州都将贫困老人、残障者的门诊处方药纳入低收入者医疗保险给付范围。巴博正是想取消这个双重给付，以削减低收入者医疗保险开支。

取消双重给付的法案在州议会获得通过，随即被编入预算。巴博的改革看似顺利，却失策在将贫困老人、残障者这些最弱势人群作为牺牲对象。他的政策当然遭到舆论猛烈抨击。患者代言人团体提起诉讼，指出未对被保险者进行充分说明，一意孤行抛弃他们的做法是违法的。法院也判决理由成立，命令不得取消贫困老人、残障者的双重保险给付。

如果成功削减5万名贫困老人（残障者）的门诊处方药费用，巴博或许可达成节约9000万美元开支的目标。可结果是非但这部分节约化为泡影，低收入者医疗保险支出的增长势头更是远远超出预期。2004－2005年度预算尚短缺2.68亿美元，如何筹措这笔资金，州众议院与州长意见对立，互不妥协。终于，2005年3月11日，该州低收入者医疗保险破产。

---

① 2006年1月，开始实行门诊处方药部分保险给付。

对低收入者医疗保险的预算短缺部分，巴博主张挪用从烟草诉讼案中得到的赔偿金。所谓烟草诉讼案，就是指20世纪90年代，美国各州政府相继向烟草公司提起的诉讼。他们以香烟造成健康损害为由，要求烟草公司赔偿州为低收入者医疗保险患者额外支付的医疗费。1994年，正是密西西比州率先发起这一奇特诉讼的。

90年代末，密西西比州将从烟草公司得到的赔偿金①作为财源，放宽了对老人、残障者加入低收入者医疗保险的收入限制，这也正是导致这次财政危机的原因之一。为消解危机，巴博主张先渡过眼前难关要紧，从而瞄上了为州财政长期稳定而设立的烟草基金。

而民主党占多数的州众议院，则主张提高烟草间接税，认为以烟草基金充作财源，只能应急一时，不是长远之计。但巴博在竞选中曾承诺不加税，因而极力反对。而且在当选州长前，巴博曾为烟草行业做政治游说，他当然也不能背叛自己的“前老板”。

双方的财源之争僵持不下，3月11日该州低收入者医疗保险终于宣告破产。而在当天（星期五），州众议院却并未进行充分审议就宣布散会，从而犯下严重的政治性错误，招致一片谴责。最后，在州长命令下，3月12、13日州议会紧急开会，众议院通过了挪用烟草基金的州长提案，低收入者医疗保险在“破产”2天后摆脱危机。

---

① 总额30亿美元（25年分期支付）。

应对保险财政困难

2001－2005 年的 5 年间，美国低收入者医疗保险支出增长 63%。2005 年其支出总额达 3000 亿美元以上，超过老人医疗保险。医疗成本上涨、经济不景气是支出激增的主要原因。尤其是经济不景气导致的失业者增多、参保者增多①以及税收减少等对各州整体财政更是产生双重影响。面对日益恶化的低收入者医疗保险财政，各州又是如何应对的呢？通常的对策包括：

（1）限制保险给付，即削减医疗服务的质与量。作为削减支出的首要对策，它被广为采用。例如，2005 年密西西比州发生财政困难时，曾探讨将每年住院天数上限 30 天减为 15 天。然而，住院天数再怎么压缩，也不可能削减为零。以限制给付削减的开支也是有限度的。

（2）削减诊疗报酬。这种方法也广为采用，但削减幅度有限。而且拒绝低收入者医疗保险患者的医生增加，患者就医难问题进一步恶化。

（3）参保限制。严格限制参保者收入上限或取消双重给付。尽管能减少低收入者医疗保险的财政负担，可结果却是无保险者增加。

（4）提高个人负担比例。即提高个人就医时的负担比例以及门诊处方药中专利药的个人负担比例等。但对于原本

---

① 据美国卫生部统计，1999 年低收入者医疗保险患者为 4000 万人，2002 年为 5000 万人，3 年内增加了 25%。

“赤贫”的低收入者医疗保险患者来说，哪怕是负担的轻微增加，对他们也可能造成严峻后果。

（5）增税。共和党中有很多以承诺不增税而当选的州长，如密西西比州州长巴博，他们就本能地拒绝增税。不过，也有例外，如印第安纳州州长 M. 丹尼尔（Mitch Daniels）。当选前，作为白宫预算部门负责人，丹尼尔曾坚决推行布什政权的减税政策。但在 2005 年他当选州长后，则立即改弦易辙，提出为消解财政危机、避免低收入者医疗保险陷入困境，增税是唯一办法。他的增税方案是：对年收入 10 万美元以上的高收入者，提高所得税率 1%。对丹尼尔来说，除了以富人为增税对象外，别无他法。

然而，这些常规手段只不过是治标的办法，很难从根本上解决问题。为此，各州充分发挥独立性，开始摸索创建全新的医疗保险模式。

例如，早在 1994 年俄勒冈州就推出了俄勒冈医疗保险（Oregon Health Plan）。作为一种全新的医疗保险模式，它备受关注。其具体方案为：对严重影响生命、机能的疾患，其治疗实行保险给付，而影响度低的则不给付。具体地说，就是将各项医疗服务按影响程度排序，顺序低的则不给付。例如，急性上呼吸道感染、感冒、荨麻疹等内科治疗等不予保险给付。

其后，随着低收入者医疗保险财政危机全面加深，各州更是加大力度谋求解决办法。2005 年 1 月，佛罗里达州州长杰布·布什（John Ellis “Jeb” Bush，共和党）提出的改革方案，更是独树一帜。

2005年，佛罗里达州低收入者医疗保险支出为110亿美元，占州预算总额的22%。支出剧增的情形与其他州并无区别，在6年中翻了1番。被保险者人数也以每年8%的速度递增。如果支出继续增大，仅低收入者医疗保险就可能把州预算吃空。杰布的改革方案就是最大限度实行商业化，控制支出。

他的改革方案为：州政府不再为被保险者支付医疗服务，而是向参加商业保险者提供医保券。对医保券金额，则实行风险加权，例如给予健康人群和艾滋病患者不同的金额。患者可根据自己的医保券金额和病情（健康状况）选择购买商业保险。

在几乎所有的州，低收入者医疗保险都以全权委托的形式交与商业保险公司（管理医疗）运营。在该模式中，对应给付的医疗服务，各州原则上都要求保险公司严格遵守州的标准。而在杰布的改革方案中，应给付的医疗服务由保险公司自行决定，可以说完全排除了州的任何限制，是最彻底的全权委托。

无保险者问题进一步恶化

而犹他州推行的基本医疗保险（Primary Care Network，PCN）也同样引人注目。所谓基本医疗保险，就是旨在以低廉的成本，向低收入的无保险者提供的一种保险。该保险始于2002年，到2005年，参保者为1.9万人。在各州，参加低收入者医疗保险，参保者不仅要求收入低，还需有未成年子女。但该州的基本医疗保险则是低收入者皆可参加，无论其有无子女。

这样，无保险者加入基本医疗保险后，就可自己承担少部分费用而就医了。这听起来似乎是神话。实际上，基本医疗保险之所以成本低，顾名思义，就是将保险给付仅限于基本医疗，其他任何高成本的医疗服务都排除在外，这就是它的运营机制。

因成本高而不予给付的医疗服务包括专科、急诊①、住院等。患者一旦患大病，则立即陷入无保险者的境遇，这是何其冷酷的制度。患者如果住院、就诊专科，医疗费由谁支付？那就只能靠医院和医生的“慈悲”了。这还是医疗保险吗？

推行基本医疗保险的始作俑者是 M. 里维特（Mike Leavitt），原犹他州州长、布什政权时期的卫生部长。低收入者医疗保险支出持续增加，这对联邦政府也是一大难题。白宫在 2005 年度预算案中提出，将在其后 10 年中压缩低收入者医疗保险支出，削减金额为 600 亿美元。而里维特则更是全力推行自己首创的“低成本基本医疗保险模式”。

众所周知，佛罗里达州州长杰布・布什是布什总统的亲弟弟。据说，他所提案的“全权委托、民营化”模式，是得到布什总统首肯的。无论是里维特，还是杰布，他们的方案无不反映了布什政权的意图，即要进一步压缩低收入者医疗保险支出，只有严厉限制保险给付。

布什总统原本就推崇市场机制，常常宣称：由政府运营

① 若医生事后出具诊断书，证明需急救，则可给付。

医疗保险的做法是错误的；美国医疗之所以世界第一，正是商业保险运营的结果，因而必须捍卫这种制度①。而佛罗里达州的改革方案，更是给予商业保险以极度的自由，显然是“正合孤意”了。

尽管布什总统坚信美国医疗世界第一，然而在就医保障上，美国医疗却是发达国家中最差的。每 7 位美国人中就有 1 位无保险者。而且，随着低收入者医疗保险大幅度削减保险给付，被保险者也逐渐沦为“事实上的无保险者”。据估计每 6 位美国人中就有 1 位是低收入者医疗保险患者（5000 万人），如果将他们算作潜在性无保险者，则每 3 位美国人中就有 1 位是无保险者或潜在性无保险者。

无保险者问题已成为美国社会痼疾，而布什总统却大言不惭地宣称美国医疗世界第一，并将其归功于民营主导。在无保险者问题这一点上，他倒是不幸言中。按市场机制运营医疗保险，医疗服务取决于个人购买力，因而出现严重的无保险者问题也是必然的了。

一种医疗制度，连就医都无法保障，却敢号称世界第一，这是何等“气魄”。更可怕的是，有人正想把美国这种民营主导的医疗制度强加给日本。鼓吹混合诊疗的势力就是其中之一。在日本一系列的医疗制度改革背后，难道就没有美国保险业的“阴谋企图”——扩大日本市场吗？

---

① 据布什总统 2004 年新年致辞。

03 全民保险？

通用汽车公司，医疗费“地狱”

2005 年 5 月 5 日，信用评级企业的标准普尔公司（Standard & Poor's，S&P）决定将世界最大汽车制造商——通用汽车公司（General Motors Corporation，GM）的债券信用等级降为垃圾债券。当然，这并不意味着该公司将立即陷入倒闭危机，但在资金筹集上，它的成本会更高，公司经营也会更加困难。

据说标准普尔公司下调通用汽车公司债券信用等级的理由包括：①汽车市场受丰田、本田等外国企业蚕食，其市场份额呈长期下降趋势；②石油价格居高不下，主力产品 SUV 销售低迷（SUV 利润高，对经营的影响大）；③在职员工、退休员工及家属的医疗费支出成为企业的严重负担。

医疗费支出压迫企业经营的远因，可追溯到第二次世界大战时期。当时，受战争影响，美国各企业劳动力普遍不足。在政府限制高薪招工的环境下，各企业纷纷以提供医疗保险等工资外福利来招揽雇工。现行的美国医疗保险制度，即以雇主缴纳保险费为主的形式，正是形成于那个时期。不久，企业与工会的劳资谈判重点也从提高工资转为提高工资外福利。在通用汽车公司，工会在谈判中不断要求提供好的医疗保险条件，结果最终出现“通用汽车医疗保险，美国第一”的局面。

作为企业，通用汽车公司是美国最大的投保者。其在职、退休员工及家属等被保险者共计110万人。高龄退休员工及家属的医疗成本更是激增。2005年度该公司医疗费支出预计为56亿美元，较上年度增加了10亿美元。据说通用汽车公司每辆车平摊的医疗费成本为1500美元。医疗费负担已经严重威胁到该公司的生存。

为了将自己从医疗费地狱中解救出来，通用汽车公司采取了各种对策：

（1）抑制医疗费支出，提高个人负担比例。但在与工会的谈判中，却难以取得进展。

（2）开设健康教室，增进员工健康，减少医疗费。在通用汽车公司，迄今在不少工厂，员工还可以在流水线上工作时吸烟。开展禁烟运动的目的是为了增进员工健康，抑制医疗费。然而增进健康并不能很快抑制医疗费，而在工作场所禁烟等也需与工会交涉，前景并不乐观。

（3）减少在美国的生产，转而到邻国——加拿大开设工厂。加拿大的医疗保险是英国模式，由政府用税金运营，是公立的。企业只需按规定缴税就可，而不必为医疗费问题担心。

在20世纪70年代，美国和加拿大的医疗费支出占国内生产总值的比例大致相当，约为7%。其后，加拿大不断完善公立医疗保险制度，现在医疗费支出也只占国内生产总值的9%。而美国却顽固坚持以“民”为主的医疗保险制度，其医疗费支出占国内生产总值的比例上升到15%。而且加拿大保障全民就医，而美国则是每7人中就有1人为无保险者。公立与民营医疗保险制度之优劣，在21世纪的今天，仍是天差地别的。

通用汽车公司在加拿大的经营者，对加拿大医疗保险制度一直赞不绝口，认为它是吸引企业投资的有利因素。但在美国总部的经营者，则仍然表示反对公立医疗保险，表面上继续支持保守派（共和党）。不过，2006年11月，美国三大汽车制造商首席执行官联袂访问白宫，向布什总统请求扩大医疗费的公立负担部分，他们的态度发生了根本变化。保守派政治评论家G. F. 威尔（George F. Will）一针见血地指出：其实通用汽车公司等大企业也希望美国实行与欧洲、加拿大、日本同样的公立医疗保险制度。

在有些国家，明明公立医疗保险制度运行得不错，却偏偏有人叫嚣要"减公增民（双重医疗保险制度）"。而在美国，连资本主义的象征——通用汽车公司都希望"废民立公"，反差何其大矣。

宿敌携手，消解无保险者问题

对美国现行医疗保险制度，鲜有人持肯定态度。医疗费支出高达GDP的15%，却仍有4600万无保险者（2004年美国统计局统计），即每7人中就有1人无保险。真是是可忍，孰不可忍！据美国科学院科学学会（National Academy of Sciences，NAS）统计，每年有1.8万人因无保险、未及时就医而丧命。事态之严重可见一斑。

美国无保险问题并不是始于今日。1987 年统计局开始统计无保险者人数，当时为 3000 万人，占总人口的 12.6%。2003 年该比例则上升至 15.6%。尽管多少有些波动，但长期恶化的趋势未变。

1965 年，美国创设老人医疗保险、低收入者医疗保险等两大公立医疗保险制度。对无保险者问题，美国政府也并非放任不管。克林顿政权也曾试图推行全民保险，但在 1994 年因受挫而无奈终止。

反对克林顿保险改革的急先锋是保险公司行业协会——美国医疗保险协会（Health Insurance Association of America）。该协会斥资 1500 万美元，在全美播放的宣传片——《哈利和路易斯》（Harry and Louise），更是对社会舆论产生了极大影响。可以说，是它将克林顿的医疗改革扼杀在萌芽状态。

当时，有名的自由主义患者代言人团体——美国家庭联盟（Family USA）则率先表示支持克林顿改革。克林顿改革受挫后，它依然站在医疗消费者立场，谴责管理医疗侵犯患者权利，继续与保险公司做斗争。2000 年该组织甚至点名道姓谴责保险公司高管们中饱私囊：保险公司以削减成本为由，大幅度削减患者医疗服务，攫取巨额利润；然而利润却并不返给患者，反而被用来给高管们发巨额奖金和内部股票。联邦医疗保险公司（United Healthcare）首席执行官 W. 麦克威尔（William McGuire）更是备受遣责。2000 年他的年薪为 5400 万美元，分得的内部股票价值 3.58 亿美元，两者均居保险公司高管薪酬之冠。

2005 年，克林顿改革失败 11 年后，全民保险的努力又出现新动向。引导这一运动的正是克林顿改革时代的两个死对头——美国家庭联盟理事长 R. 坡拉克（Ron Pollack）和联邦医疗保险公司首席执行官麦克威尔。这两个“宿敌”怎么会站到同一条战线上呢?

1994 - 2005 年，美国无保险者人数由 4000 万上升到了 4600 万。无保险者状况愈加严峻。保险公司的危机感更甚：长此以往，现行医疗保险制度本身也可能面临崩溃。

此外，两人还认识到应避免重蹈克林顿改革失败的覆辙。他们的基本战略是逐步减少无保险者人数，而不是像克林顿那样，希望全民保险一步到位。他们还决定悄然进行改革。当初克林顿的改革太大张旗鼓了，以至形成保守派和自由派之间的政治对决，从而惨败。2004 年 10 月，他们召集代表美国各界的 24 位大佬级人物，不示声张地举行会议，为消解无保险社会献言献策，以期形成国民共识。

全民保险，谈何容易

2007 年 1 月 8 日，加利福尼亚州州长 A. A. 施瓦辛格（Arnold Alois Schwarzenegger，以主演《终结者》The Terminator 等电影而闻名于世）提出了一项新政策，旨在该州实现全民保险。当时，在美国，没有任何医疗保险的无保险者约 4600 万人（占人口 1/7），而加利福尼亚州为 650 万人（占人口 1/5），无保险者状况更为严峻。施瓦辛格能否“终结”该州的无保险者问题呢，全美拭目以待。

美国的无保险者问题如此严重，其根本原因在于医疗保险商业化，在市场机制下运营。例如，在保险行业，有个术语叫“医疗损失”，即被保险者花费的医疗费与保险公司征收的保险费之比，它是衡量保险公司经营状况的重要指标。如果医疗损失超过85%，保险公司则会被华尔街扣上“经营不善”的烙印，公司股价也会随之下跌。保险公司经营者为维护股东利益，也尽量采取不在医疗上花钱的战略。据估计联邦政府运营的老人医疗保险的医疗损失为98%，而商业医疗保险则平均为81%。对消费者来说，是“公”还是“民”的保险效率高，只看医疗损失的比例就可一目了然。

在市场机制下，美国保险公司挖空心思，采取各种手段竭力避免为医疗花钱。例如，优先筛选健康人群参保，实行严格限制医疗服务质和量的利用审查制度以及削弱患者就医意愿的高比例免赔制度等等，这些措施无不是为了实现减少医疗损失这一终极目标。

在美国保险公司种种“狡诈”的经营手法中，无疑筛选健康人群参保这一做法是导致无保险者持续增加的最大原因。它采取直接拒绝非健康人群参保和大幅度抬高个人参保者保险费等方法，故意妨碍非健康人群参保。

这样，不仅无保险者持续增加，而且越是无保险者，他们的发病率越高，就医状况也愈加恶化。20世纪90年代初，克林顿政权创建全民保险的改革以失败告终，全民保险尝试也成为“烫手的山芋”。布什政权时代，全民保险甚至不曾提上联邦政府的政策目标层次。

然而，在布什政权末期，各州政府却开始踊跃尝试结束无保险社会。施瓦辛格构想，正是美国州层次改革潮流中涌现出的产物，而率先尝试全民保险的却是马萨诸塞州。

马萨诸塞州从 2007 年度开始实施全民保险制度，其主要内容为：①对不参加医疗保险的个人、公司，征收惩罚性州税，实行参保义务化；②在州政府运营的低收入者医疗保险（针对超低收入者）之外，新设以低、中收入者（年收入 4.8 万美元以下，3 人家庭）为参保对象的公立医疗保险。这是由州长 W. M. 罗姆尼（Willard Mitt Romney，共和党，任期至 2006 年底）倡导实施的。在 2008 年总统选举中，罗姆尼携创建全民保险之功参与竞选，在共和党预选中败给了 J. S. 麦凯恩（John Sidney McCain III）。

在马萨诸塞州，无保险者仅占州人口的 1/10，其比例在全美是最低的。实际上施瓦辛格构想也是借鉴马萨诸塞州模式，然而其无保险者比例几乎高 1 倍，预计需 120 亿美元的巨额资金。怎样保证这项预算？施瓦辛格的提案之一是对医生、医院的收入分别增税 2%、4%。其理由是，实行全民保险后，医生、医院收入将大幅度增加。毫无意外，加利福尼亚医学会（California Medical Association）立即发表声明反对增税。

马萨诸塞州、加利福尼亚州的改革，正是试图通过扩大公立的作用来消解民营医疗保险制度的失败——无保险者问题。对日本全民保险制度的成功运行，即便是美国人也都心存艳羡①。但是在日本，却反而兴起一种风潮，他们叫嚣：

---

① 美国人均医疗费支出为 5021 美元，其中税金占 2306 美元；而日本为 2131 美元，其中税金占 690 美元（美国卫生部，2001 年）。

抑制医疗费公立给付，解禁混合诊疗（大幅度扩大自由诊疗），医疗保险实行减公增民等。这难道不是想让日本也重现美国那样的无保险者问题吗？而一旦出现无保险者问题，要消解起来又是何其不易。

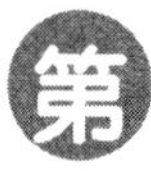

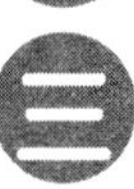

医疗、性与政治——避孕药开发

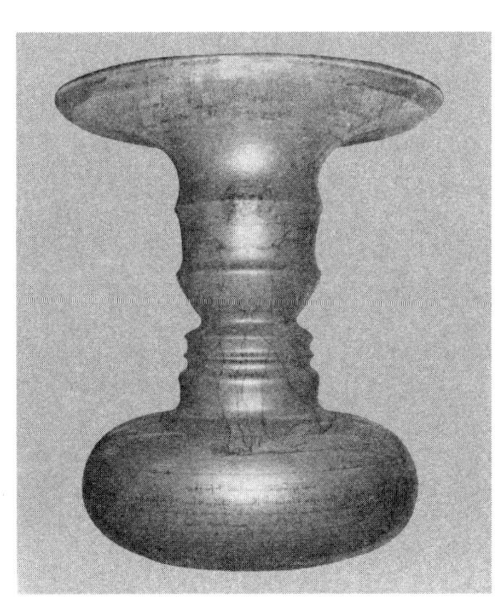

01 紧急口服避孕药，高官辞职风波

2005 年 8 月 26 日，对紧急口服避孕药的非处方药许可申请，FDA 局长 L. M. 克劳福德（Lester M. Crawford）宣布将推迟做出决定。8 月 31 日，副局长（兼女性健康办公室主任）S. 伍德（Susan Wood）抗议辞职。

紧急口服避孕药（通用名左炔诺孕酮 Levonorgestrel）的主要成分为大剂量的孕酮（progesterone）。作为事后避孕药，早在 1997 年 7 月，FDA 就批准其为处方药。为什么还要申请它作为非处方药在药店零售呢？原来，在无防备性交后，紧急口服避孕药使用得越早，避孕效果越好。

例如，在无防备性交后 24 小时内服用，妊娠几率为 0. 4%；而 48 ~ 72 小时服用，妊娠几率则猛升至 2. 7%（不服用，妊娠几率为 8%）。作为处方药，请医生开处方的时间就白白浪费了，药品有效性也大为降低。为了最大限度减少不必要妊娠和堕胎，它就需作为非处方药在药店销售，以扩大消费者获取药品的途径。于是，2003 年，紧急口服避孕药生产厂家向 FDA 提出非处方药许可申请。

2003 年 12 月，FDA 顾问委员会（由外部专家组成）以 23:4 的绝对优势同意它作为非处方药销售。FDA 内部相关部门也决定批准。但是医药评价研究部门负责人 S. 加尔森（Steven Galson）却担忧如果紧急口服避孕药随处可买，年轻女性的性行为是否会更加开放？2004 年 5 月，他以 16 岁以下女性的相关数据太少为由驳回了该药的非处方药许可申请。

对 FDA 内外专家的一致决定，FDA 高官却独断专行，予以否决。这种情形是非常罕见的。据说加尔森做出这样的决定是出于政治性压力。在美国，关于堕胎、避孕问题，国民意见分歧严重；而反对堕胎的宗教保守派又是共和党（保守派）的最大支持者。堕胎、避孕问题随时可能演化成政治性论争。2004 年 11 月又正值总统大选，政府高层当然不容许 FDA 做出的决定触动宗教保守派的神经了。

对此，紧急口服避孕药生产厂家做出让步，以非处方药使用对象仅限于 16 岁以上女性的形式，再次向 FDA 提出许可申请。但是 FDA 却一再推迟做出决定（按 FDA 规定，需在 2005 年 1 月前决定是否批准）。2005 年 8 月 26 日，FDA 局长克劳福德终于又以实行年龄限制存在操作性困难为由，表示需征集公众意见，因而宣布将推迟做出决定。

为什么克劳福德在这个时候宣布将推迟做出决定呢？原来他已向参议院议员希拉里·克林顿（Hillary Clinton）等赞成派的政治家们保证过，将在 9 月 1 日前做出是否批准决定。对他的出尔反尔，希拉里和其他议员当然大光其火了（克劳福德则狡辩：推迟决定也是决定啊）。

FDA 的药品许可批准是以有效性和安全性的科学数据为依据进行判断的。迄今为止在药品许可批准上尚无政治性因素介入的先例。而且，在紧急口服避孕药的非处方药许可批准上，美国医学会、美国妇产科学会（American Congress of

Obstetricians and Gynecologists，ACOG）等也都表示赞成。FDA 无视医生及科学家的科学判断的做法，当然引发副局长伍德的抗议辞职了。

2005 年 9 月 3 日，联邦最高法院首席法官 W. 伦基斯特（William Rehnquist）去世。而 7 月时法官 S. D. 奥柯诺（Sandra D. O'Connor，稳健派）已表明引退，为此联邦最高法院将出现两个法官空缺席位。如果反对堕胎的保守派法官占多数，那么 1973 年成立的堕胎合法化判例——罗伊对韦德诉讼案（Roe v Wade）则有可能被推翻。在美国，关于堕胎、避孕的政治对立是否会更加尖锐呢?

02 反堕胎恐怖活动

紧急口服避孕药的非处方药许可申请引发政府高官辞职风波一事，也许并不值得大惊小怪。在美国，堕胎赞成派与反对派之间对立尖锐，而从事堕胎的医疗者遭到反堕胎恐怖袭击的情况也并不少见。

反堕胎恐怖主义者的逻辑是：堕胎就是杀人，实施堕胎手术的医生就是杀人犯。他们以胎儿是无辜的、最纯洁的生命存在为由，在“伸张正义”的旗号下，叫嚣杀掉一个堕胎医生、挽数万名胎儿，从而将实施堕胎手术的医生和医疗设施作为袭击目标。

例如，1996 年亚特兰大奥运会爆炸事件（1 人死亡，100 多人受伤）的肇事者 E. R. 鲁道夫（Eric Robert Rudolph，38 岁），就是典型的反堕胎恐怖主义分子。2005 年 8 月 22 日，他被判处终身监禁。据鲁道夫供述，他对亚特兰大奥运会实施爆炸袭击的动机是“惩罚”容许堕胎的联邦政府。

亚特兰大奥运会爆炸袭击后，他又先后在佐治亚州（1997 年，50 多人受伤）、阿拉巴马州（1998 年，警官 1 人死亡，护士 1 人重伤）等地肆无忌惮地对堕胎诊所实施恐怖爆炸袭击。1997 年他还爆炸袭击亚特兰大的同性恋夜总会。据说他被免于死刑是因为他向当局交代炸药藏匿地点而达成了司法交易。

实施堕胎手术的医生也频频成为袭击目标。1998 年 10 月，在纽约州布法罗市，B. 斯雷皮安（Barnett Slepian，52 岁）医生正在家中与家人共享天伦之乐时，一颗子弹从窗外射入，夺去了他的性命。这一恶性的堕胎医生狙击事件震惊了全美。

1993 年以来，针对堕胎医生的恐怖活动猖獗，斯雷皮安已是第七名牺牲者。而在布法罗市所处的美国与加拿大交界地带，疑为同一杀手的狙击堕胎医生恐怖活动已持续 4 年。

狙击犯是怎样得到堕胎医生的姓名、住址等具体信息的呢？原来，在反堕胎组织的网页上载有堕胎医生的个人信息，人们可随意浏览。一反堕胎组织甚至将网页命名为“纽伦堡档案”，取二战后的战争罪犯审判之意，隐喻“堕胎即是对人类的犯罪”。该网站公开堕胎医生的照片、住址、车牌号、家属姓名等信息，仿佛引导恐怖分子对他们进行袭击。斯雷皮安刚被枪杀，该网站上他的照片就被打了叉，似乎显示“已行刑”①。

1995 年，非营利性组织美国计划生育联合会（Planned Parenthood Federation of America）以及从事堕胎的医生们共同起诉该网站经营者，控告其公开堕胎医生的照片、个人信息等行为对医疗者造成实质性威胁，并要求损害赔偿。1999 年 2 月，在俄勒冈州波特兰的联邦法院支持原告方请求，判决该组织支付 1.07 亿美元赔偿金。然而 2001 年 3 月，联邦

① 2001 年 3 月，凶手 J. C. 科浦（James C. Kopp）在潜逃地法国落网。

上诉审理法庭却推翻该判决，认为该网站内容属言论自由保护范围，不构成威胁。

该诉讼上诉败诉，反堕胎恐怖活动是否会更加猖獗？然而，2001 年 9 月 11 日，基地组织制造的一连串恐怖事件，使美国民众清楚地认识到决不能容忍恐怖主义，而“杀掉一个堕胎医，拯救数万名无辜胎儿”的逻辑更是何其荒谬。美国民众对反堕胎恐怖活动的支持急剧下降，反堕胎恐怖活动也日趋式微。

03 避孕普及运动的先驱——桑格

在美国，围绕避孕堕胎的政治、社会性对立极其严重。例如，医生成为反堕胎恐怖袭击目标，或药剂师以违背宗教信念为由，拒绝配制和销售紧急口服避孕药等。不管是否愿意，不少医疗者都身不由己地卷入避孕、堕胎的论争旋涡中。在口服避孕药的开发、普及过程中，医疗者、研究者们又是怎样历经磨难，终于取得历史性胜利的呢？其间，又交织着相关各方怎样的较量、角力？

人们公认口服避孕药之母有2位。其中之一就是避孕普及运动的先驱——M. 桑格（Margaret Sanger，1879－1966）。

桑格出生在纽约州科宁市的一个爱尔兰移民家庭，是家里的第6个孩子。她19岁时，母亲去世。母亲虽然一直患有结核病，但还是生下了11个孩子，而且有过7次流产的经历。据说在葬礼上，桑格满怀悲痛地指责父亲：都是你不好，妈妈才一个接一个地生孩子，才这么早就走的呀。

在贫困中长大成人的桑格强烈意识到，贫困和多子是通向不幸的“捷径”①。为摆脱贫困，她进入大学的护士专业学习。是两个姐姐，而不是父亲，资助她求学。

在纽约护士学校学习期间，桑格与建筑师 W. 桑格

① 桑格的避孕运动具有浓厚的新马尔萨斯主义（neo－Malthusianism）的人口控制和优生思想。

（William Sanger）坠入情网。在护士学校，按规定，学生是不能结婚的，但是在1902年的某一天，桑格却利用午休时间举行了结婚仪式，然后若无其事地回到学校。而且，丈夫是犹太人，她是天主教徒，仪式由基督教牧师主持。她的叛逆色彩何其鲜明。

结婚后，桑格与丈夫一起受到社会主义思想的洗礼。她参与了女性参政运动、罢工声援等活动，其后她深切地感到女性性问题的重要性。据说她在性问题上的觉醒，是在1909年听了来美访问的S. 弗洛伊德（Sigmund Freud）的演讲之后。

20世纪10年代初，桑格作为纽约市福利局的访问护士，负责移民人口比较多的下曼哈顿地区。患者大多为妇产科病人，其中，S. 萨克斯（Sadie Sachs），一位28岁的犹太裔俄国移民，对桑格的一生产生了重大影响。

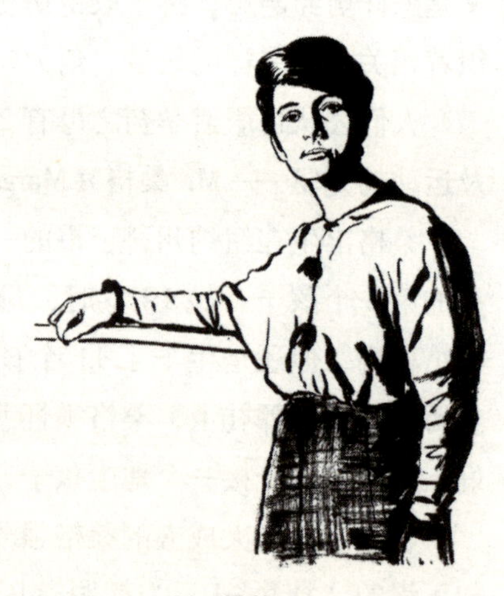

M. 桑格

1912年7月的一天，福利局接到消息称一名女性在公寓中昏倒，桑格被派往前去救护。患者为萨克斯，因失血过多昏倒在厨房里。她是一位有3个孩子的母亲，因试图自行堕胎而失败。

几天后，萨克斯恢复了健康，她哀求医生：“我不想再怀孕了，该怎么办啊?”而医生的回答是，“那就对您的先生说，请他到屋顶上去睡”，然后他若无其事地离开了。萨克斯问桑格，桑格也茫然以对。因为在当时，法律禁止传播避孕知识，而且即使在医院，也只有医生之间才能谈论有关避孕的话题。

3个月后，萨克斯昏倒的消息再次传来。桑格赶到后10分钟，萨克斯死亡。花5美元雇来的“堕胎师”手术失败，她年轻的生命结束了。

桑格受到巨大震撼：社会上还有无数个“萨克斯”，必须从根本上消除原因。她辞去了护士工作，开始专门收集有关避孕信息。为此，她去了纽约、华盛顿、波士顿等地的图书馆，1913年又远渡法国。

1914年桑格回到美国，创办《女性抗争》杂志(Women Rebel)，开始从事避孕启蒙活动。但是，根据1873年制定的康斯托克法（Comstock Law)，在当时的美国传播避孕知识是违法的。

1914年8月，联邦政府以违反康斯托克法为由，罗列9项罪名起诉桑格。如果被判有罪，她则有可能被判45年刑期，于是，桑格被迫抛夫弃子（3个孩子）逃往英国。其时，第一次世界大战刚刚爆发3个月，横渡大西洋之举可谓名副其实的亡命之举。

到达英国后，桑格与新马尔萨斯主义的人口控制论者结下深交。1915年访问了荷兰的避孕诊所后，她更是深切地感受到避孕知识不是由个人自学的，而需由医疗者指导。

桑格逃亡后，在美国的家人也受到影响。丈夫遭到诱捕，以发放避孕小册子的罪名被判入狱。丈夫入狱后，桑格担心孩子们成为孤儿，于是下决心返美（1920 年与丈夫离婚）。

回国后不久，5 岁的女儿佩姬（Peggy）即因肺炎去世。桑格强忍悲痛，同时准备迎接即将到来的审判。可不知为什么，美国政府却撤消了对桑格的起诉①。

1916 年 10 月，桑格打开了普及避孕运动的新局面。她与同为护士的妹妹们决定一起在纽约市布鲁克林地区开设避孕诊所。她们逐户拜访当地居民、散发传单，宣传诊所的开设。会有患者来吗？在忐忑不安中，诊所开业了。

传单以英语、依地语和意大利语写成②：“各位母亲，孩子多是不是负担很重？已经够艰难了，您还想要更多的孩子吗？如果不想要，为什么还要生呢？不需要以自己的生命为代价，只需预防，就可以避免。经验丰富的护士将为您提供安全的信息。欢迎您和您的朋友、邻居光临。只需付 10 美分登记费，您就可以获得全部信息。”

诊所开张之日，女性们在门外排起了长队。桑格姐妹们感动不已。诊所受到好评，其他州也有女性前来就诊。然而，传播避孕知识是明显的违法行为，对桑格姐妹们光明正大地进行的避孕普及活动，警察是不可能永远坐视的。10 天

---

① 据说 H. G. 威尔斯（Herbert George Wells）等，桑格在英国结为深交的知识分子们，联名向伍德罗·威尔逊（Woodrow Wilson）总统递交了请愿书，因而对桑格的起诉得以取消。

② 20 世纪初，来自东欧、俄国（绝大部分是犹太人）、意大利的移民为美国移民的主流。

后，警察们突然闯入诊所，逮捕了桑格姐妹。

审判中，法官表示，只要她们发誓不再重犯，那么只交罚金就可回家。但是桑格拒绝了，她选择了服刑。法院判决她们服刑 30 天。桑格姐妹在监狱中绝食抗议。一连串的事情在报纸上被大量报道。桑格姐妹的避孕普及活动在社会上也广为人知，她们获得了越来越多的支持。

虽然在二审中也被判有罪，但桑格成功得到法院判决，即医生推广避孕不违法。为此，桑格可以医生为负责人，合法开设避孕诊所。

在桑格开展避孕普及活动初期，医生们态度非常冷淡。然而随着对避孕运动的支持的扩大，医疗界的看法也发生了变化。1936 年，法院判决医生进口避孕器具向患者提供是合法的。1937 年美国医学会正式承认节育是正当的医疗行为。

桑格的努力取得了成果，避孕普及运动得到社会的广泛支持。然而随着支持的扩大，避孕普及运动的指导思想也发生了变化。保守的优生思想和人口控制论占了上风，而桑格主张的女性解放思想却被视为过激。1928 年，她不得不辞去美国节育联合会（the American Birth Control League）——她亲手创建的组织的会长职位。

虽然暂时退出了组织活动的表面舞台，但桑格却从没停止对“便捷、经济、有效的避孕法”的追求。她让美国的企业仿制从荷兰“走私”来的宫内节育器，并资助杀精剂研究。20 世纪 50 年代后，她大力推进口服避孕药研究开发的行为，也不是突发奇想，而是她一生不懈努力的延续。

04　口服避孕药之母——麦考米克

另一位口服避孕药之母则是大富豪 K. 麦考米克（Katherine McCormick）。

麦考米克于 1875 年出生于芝加哥名门德克斯特家（Dexter，其曾祖父不仅是美国参议院创立时期的议员，还在第二任总统约翰·亚当斯 John Adams 手下历任国防部长、财务部长等职）。她对科学有着浓厚兴趣，毕业于马省理工学院（Massachusetts Institute of Technology）生物学专业。在那个时代，她是该校屈指可数的女性毕业生之一。

当时，家世良好的女性，一般大学毕业后就很快结婚。毕业后，麦考米克也很快与大富豪麦考米克家的儿子斯坦利（Stanley McCormick）定了婚（其父 C. 麦考米克 Cyrus McCormick，发明了自动收割机，巨富）。他们在家族拥有的瑞士普昂沙城堡举行了婚礼，开始了富足无忧的新婚生活。然而，好景不长，婚后第二年，丈夫患上了精神分裂症，不得不从社会生活的舞台上退了出来。

麦考米克为挚爱的丈夫倾尽了心力，她甚至为丈夫在圣巴巴拉海滨建了一个城堡，还雇了 40 名园艺师和 6 名音乐师，让喜爱艺术的丈夫生活在鲜花和音乐中。

当时，人们认为精神分裂症会遗传，所以麦考米克发誓一辈子不要孩子。因为自身婚姻的悲剧，她开始关注避孕法。不久，她开始参与女性参政运动。在她看来，女性掌控自己身体的权利，与投票权同样重要。

1917 年，麦考米克在听了桑格的演讲后，开始为避孕普及运动提供资金。她还利用每年夏天去瑞士的城堡避暑的机会，为桑格“走私”宫内节育器回美国。

作为大富豪，她提供给桑格的资金是“微不足道”的。丈夫无完全民事行为能力，财产由夫家设立的财团管理。即使想捐赠巨款，她也心有余而力不足。财团同意资助对精神分裂症的研究，却对避孕普及运动毫无兴趣。

1947 年，丈夫去世，麦考米克继承了巨额遗产。尽管与财团办理遗产交接手续尚需数年时间，但她终于可以按照自己意愿为避孕普及运动做贡献了。

桑格的想法，即“避孕药像阿司匹林一样，服用方便”，令她折服。再加上当年学的是生物学，因而她对科学的力量更是深信不疑。

1950 年 10 月，麦考米克写信向桑格咨询最近一直萦绕在她脑中的两个问题：①节育运动最需资助的领域是什么？②口服避孕药研究成功的可能性有多大？

桑格强烈建议她资助口服避孕药研究，并提议将资金分配到若干所大学。但是麦考米克根本不准备资助学术性研究。虽然已经 70 多岁了，但她立下一个目标：在自己有生之年，看到口服避孕药研制成功。她只想把钱投到实用化研究中，其他领域一律不予考虑。

1953 年 6 月，桑格带着麦考米克来到位于马萨诸塞州伍斯特市郊外一家小小的研究所。所长 G. G. 品卡斯（Gregory Goodwin Pincus）即是桑格认定的可成功研制口服避孕药的唯一人选。

05　生殖学家——品卡斯

品卡斯1903年出生于俄国移民的犹太人家庭。据品卡斯家族传说，他是一个神童，智商高达210。品卡斯在康奈尔大学（Cornell University）毕业后，继而在哈佛大学（Harvard University）获得博士学位，当时年仅24岁。其后，他又先后在剑桥大学（University of Cambridge）、凯撒-威廉生物研究所（Kaiser Wilhelm Institute for Biology）留学，27岁时成为哈佛大学讲师，28岁时升任副教授。在当时犹太人备受歧视的年代里，品卡斯如此经历，其过人的天赋可见一斑。

据说品卡斯对遗传学感兴趣，是因为他本人是色盲。他在遗传学实验中，需反复进行动物交配，不久生殖学本身成为他的研究对象。1934年，品卡斯成功培育出兔子的“试管婴儿”，一时成为媒体宠儿。但不幸的是，媒体的关注却成为他不走运的开端。

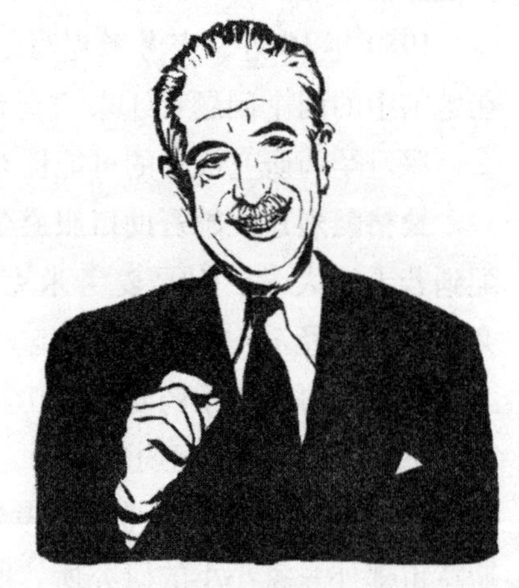
G. G. 品卡斯

原来，对兔子试管婴儿的研究成功，媒体进行了轰动性报导[①]：即（只要有精子）没有父亲也可以有孩子。靠科学的力量，有可能实现类似亚马逊族（Amazons）的母系社会。但是，对品卡斯的发言——“目前没有计划将兔子的实验应用于人身上”，有家报纸在报道中误将“not”（没有）漏掉了，结果变成“目前计划将兔子的实验应用于人身上”。品卡斯由是被“魔化”成“美国的弗兰肯斯坦（Frankenstein）博士”。

哈佛大学学风保守，对涉及生命尊严等“敏感”领域的研究原本就十分排斥；同时品卡斯的成功也招致人们的嫉妒。1938 年，哈佛大学不但未晋升他为终身教授，甚至拒绝再聘他为副教授。品卡斯不得不离开哈佛大学。

顶着弗兰肯斯坦博士的绰号，品卡斯要在学术界再找到职位并非易事。这时，是他的朋友——克拉克大学（Clark University）生物系系主任 H. 霍格兰德（Hudson Hoagland），伸出了援助之手。据说霍格兰德本人也对哈佛大学的保守学风非常反感。但是，即使霍格兰德能给他一个客座教授的头衔，却也受预算限制，无法给他开工资。品卡斯只好以慈善家捐赠的研究资金给自己发工资。

为让品卡斯有一个稳定的职位，他们想出了一个办法，即设立独立的民间研究所，从制药公司承揽研究项目。当时，制药公司非常关注性激素的开发，而品卡斯又是生殖学

---

① 1932 年，A. 赫胥黎（Aldous Leonard Huxley）出版《奇妙的新世界》（Brave New World）一书，描写了试管婴儿的未来世界。因此，品卡斯的研究引起巨大反响。

动物实验领域第一人，估计应该有委托研究项目。

1944 年，两人设立了非营利性研究机构——沃斯特实验生物学基金（Worcester Foundation for Experimental Biology）。由于资金有限，品卡斯作为研究所所长，还兼做清洁工作。幸运的是，从制药公司承揽的研究项目能够维持研究所的正常运营。但是在财政方面他们依然捉襟见肘，犹如踩钢丝。

1951 年，品卡斯作为嘉宾，出席了桑格在纽约举行的晚餐会。当时桑格已经 75 岁了，但仍在探讨口服避孕药研制的可行性。晚餐会上，桑格直截了当地问品卡斯："避孕能否通过生理性方法进行，而不是用物理性方法阻断精子与卵子相遇。你的研究所能尽快完成这个研究吗?"

"要多快?""2～3 年内。虽然不敢保证，但应该可以，"品卡斯的回答，一下让口服避孕药研究迈上了新台阶。

1953 年 6 月 8 日，桑格携麦考米克造访品卡斯的研究所。在对研究所进行一番考察后，麦考米克将一张 4 万美元的支票交到品卡斯手上，作为口服避孕药的研究资金。在当时，4 万美元可是一笔不小的数额。在其后 1 年多的时间里，麦考米克又多次给予支票，据说总额高达两百万美元。

06 天才化学家——马克

品卡斯之所以敢答应桑格开发性激素类避孕药，他是有足够的科学依据的。当时，科学界已经发现性激素对排卵周期产生的作用，而且知道性激素可诱发“伪妊娠”、从而达到避孕的效果。1951 年 4 月，品卡斯开始用兔子和老鼠做实验，观察持续使用孕酮是否能长期抑制排卵。

为品卡斯这项实验扫清技术性障碍的，是 20 世纪 40 年代成功开发的性激素合成技术。在合成激素出现之前，性激素只能从动物脏器中提取，根本不可能用来做长期的动物实验。天才化学家 R. 马克（Russell Marker）开发出一系列性激素合成方法，也不期然地为口服避孕药的开发打下了基础。

1902 年马克出生于一个贫穷的农民家庭。据说因一心想摆脱贫困，他不顾父亲极力反对，继续完成高中学业。经过苦学，他先后进入马里兰大学（University of Maryland）及其研究生院攻读化学专业。当学位论文即将在《美国化学学会杂志》（Journal of the American Chemical Society）上发表时，指导老师告诉他，“你的必修课还差一门，不能授予博士学位”。老师建议他推迟 1 年毕业，并为他联系了奖学金。但马克表示，“该学的我都学了，博士学位不给也罢”，于是毅然离开了大学。

其后，马克在石油公司找到了工作，从事汽油添加剂的防爆震研究。据说在此期间，他确立了辛烷值概念。1928

年，洛克菲勒研究所（Rockefeller Institute，后来的洛克菲勒大学）听闻他的优秀，特聘请他为研究员，并不在乎他没有博士学位。

在洛克菲勒研究所期间，马克发表了大量论文。不久，他开始对类固醇激素（steroid hormone）产生兴趣。当时，孕酮只能从动物的卵巢中提取，供给量非常有限。他想到从植物材料中大量合成的方法，并与上司商量。但上司告诉他，“植物材料不属于化学，是药学领域。不能跨部门研究”，禁止他进行孕酮合成研究。马克又直接找到研究所所长S. 弗雷克斯纳（Simon Flexner），要求许可，但仍然遭到拒绝，“绝对不允许跨部门研究”。

据说因为在少年时代即被父亲逼着干农活，所以马克的叛逆心极强。研究所所长的无端禁止再次激起了他的反抗意识。从洛克菲勒辞职后，他通过熟人谋到了宾夕法尼亚州立大学（Pennsylvania State University）的研究员职位。年薪1800美元，大大低于在洛克菲勒时的4400美元。但对马克来说，研究自由更重要（马克在宾夕法尼亚州立大学的研究取得累累硕果。虽然没有博士学位，8年后，他仍被破格提拔为教授）。

刚开始进行类固醇激素研究时，马克尝试从孕妇尿液中提取孕酮。他成功精制出35克，这个量在当时还没有先例。这35克孕酮竟被一家制药企业以1克1000美元的价格收购①。

---

① 当时，孕酮是习惯性流产的治疗药，非常珍稀，价格昂贵。

但是，从活体材料中提取孕酮的方法离真正意义上的大批量生产还相差甚远。马克转而开始研究从植物材料中大量合成孕酮。当时洛克菲勒、哈佛大学的著名学者们都断定“从植物材料中合成类固醇不可能”，但马克并不盲目信服权威们的结论而放弃研究。他仔细研究权威论文后，确信只要找出适当的反应条件，就可能从植物材料中合成孕酮。

他反复认真地做各种实验，终于成功地从植物材料中合成了孕酮。马克发现的反应条件被称为马克分解（Marker degradation），至今仍被用于类固醇激素合成的前期工序。不久，马克又成功合成了睾酮（testosterone）、雌激素（estrogen）、皮质类固醇（corticosteroid）等一系列类固醇激素。

虽说从植物材料中成功合成激素，但普通植物中所含皂苷配基（sapogenin，原料）量很小，并不适宜大批量生产。马克开始寻找含有大量皂苷配基的植物。他请求世界各地的植物学家们提供标本，自己也亲自寻找。

马克在千辛万苦的寻访中，终于迎来了命运的垂青。那是在得克萨斯州，他拜访一位植物学家的时候。此时，马克已经发现在皂苷配基中，山药科植物中含有的薯蓣皂苷配基（diosgenin）最适合合成孕酮。当他翻阅那位植物学家的藏书时，发现了墨西哥内陆野生的巨大山药的照片。

马克确信以这种山药为原料，就可实现孕酮的大批量生产。1942 年，时值二战期间，他仍然单身来到政局动荡的墨西哥。他没能从墨西哥政府获得采集植物的许可，美国领事馆也极力劝阻：“忘掉山药的事，赶快离开这儿。”但马克不予理睬，在翻译和向导都拒绝同行的情况下，他独自深入墨西哥内陆，采集到10公斤山药并带回美国。

果然，他从带回来的山药中轻而易举地提炼出大量的皂苷配基。“找到大量生产孕酮的方法了”，马克向制药企业筹资，但一听说要在墨西哥建工厂，无论哪家企业都面露难色。

没有赞助商。马克忍无可忍，决定自筹资金。他取出自己的存款后又重返墨西哥。他在当地收购了10吨山药，合成3公斤孕酮后再以2.4万美元的价格卖掉。他将这笔钱用来建设工厂。

1943年，马克向宾夕法尼亚州立大学递交辞呈，与学术界诀别。然后，他返回墨西哥。虽然已做好背水一战的准备，但是他并没有明确的工厂建设方案。也许招募当地的合作伙伴更省事？马克从墨西哥市电话号码簿中，找到似乎为荷尔蒙实验室名称的机构。于是他直接造访实验室，邀请共同出资生产合成孕酮。

幸运的是，出来接待的人熟悉马克作为化学家的成就，合作项目谈判一帆风顺。他们设立了合成化学公司（Syntex），孕酮生产也走上了正轨。但是不久，双方在利益分配上发生分歧。1945年马克与合成化学公司分道扬镳，自己又成立新企业。

几年后，企业被欧洲的制药公司收购。在企业创立、运营、收购上，马克遭遇了多次“背叛”，他开始厌倦科学。1949年，马克不仅断然退出他亲手创办的企业，也和科学界彻底诀别。据说当时他毁掉了所有实验记录。对科学家来说，实验记录“重于生命”，可见他与科学界诀别的决心是何等的决绝。

作为科学家，马克过早地引退了。但在短暂的科学研究生涯中，他为一系列类固醇激素的低成本大批量生产开辟了道路，大大促进了口服避孕药、皮质类固醇、合成代谢类固醇（anabolic steroid）等的开发。对马克取得的卓越成就，人们传说他强烈的叛逆心功不可没。如果没有强烈的叛逆精神，也许类固醇激素开发还要晚几十年吧？

从科学界引退后，马克靠仿制美术品生意集聚了财富。尽管已和学术界彻底诀别，但在20世纪80年代中期，他仍向宾夕法尼亚州立大学、马里兰大学捐赠巨款，用以定期举办一流学者演讲会。当年，马里兰大学曾拒绝授予马克博士学位。这次，为表示对捐赠的谢意，该大学特授予他名誉博士称号。

虽然没有博士学位，但马克却留下令一般教授们无可企及的辉煌业绩。而在85岁高龄时，他终于获得了一个荣誉博士称号。当问及向马里兰大学捐赠的理由时，他表示：自己当年在这所大学念书时，一流学者一位都没有。暮年之际，他的傲骨和叛逆心依然不减。

07 虔诚的天主教徒——洛克

马克等合成孕酮的成功也为品卡斯进行动物实验并获得成功奠定了基础。然而，对品卡斯来说，动物实验的成功只是验证了当初的假设，它距最终目标尚差很大一步。现在，最大的问题是怎样以人为对象进行临床试验。

如果没有临床试验数据，避孕药是不可能获得 FDA 批准的。他不是医生，完全不懂临床试验，更不知如何具体操作。而且，马萨诸塞州法律禁止传播有关避孕信息，更不用说做避孕药的临床试验了。怎样能够进行避孕药临床试验而不触犯法律呢？品卡斯对此一筹莫展。

1952 年，幸运降临了。在一次学会会议上，品卡斯邂逅哈佛大学医学院（Harvard Medical School）教授、妇产科医生J. 洛克（John Rock，62 岁），两人相谈甚欢。

让品卡斯惊讶的是洛克已经开始用合成孕酮做人体临床试验，目的是治疗不孕；而品卡斯的目的是以孕酮避孕。他们使用避孕药的目的正好相反。

虽然使用孕酮的目的不同，但两位科学家一致认为孕酮有抑制排卵的作用。洛克进行的不孕治疗临床试验是以孕酮抑制排卵，然后突然停止用药，利用反弹作用促进排卵。洛克临床试验的结果表明女性服用孕酮期间不会受孕。这一结果也印证了品卡斯当初的假设。品卡斯向洛克介绍了孕酮避孕药开发的经过，并委托洛克进行临床试验。

无论是当时还是现在，罗马天主教会都不容许使用人工手段避孕。洛克是一位虔诚的天主教徒，声名远播。因而桑格极力反对让洛克负责避孕药临床试验。但是麦考米克与洛克是故知。她说服了桑格，告诉她，洛克是改革派天主教徒，他不仅赞同避孕，还积极参与避孕普及活动。

洛克是波士顿天主教社区上流社会人士。他为什么会支持避孕呢？据说理由之一来自他结婚仪式时的经历。洛克的妻子安娜出身于波士顿与肯尼迪家族齐名的名门世家。他们的结婚仪式是由红衣大主教 W. H. 奥科内尔（William Henry O'Connell）亲自主持的。仪式前一天，洛克来到教堂忏悔：为挽救患者性命，曾实施剖腹产手术（当时教会禁止）。然而神父却拒绝宽恕他，认为他犯下了严重的罪过。作为罪人，结婚仪式就不能在教堂举行。洛克苦恼万分，新娘的母亲实在看不下去，便找到奥科内尔。奥科内尔不仅没责难洛克，还笑着宽恕了他。“罪过，是宽恕，还是拒绝？”这样根本的问题，竟然由神父自己判断，而且结果可能迥然不同。洛克的心灵受到极大震撼。

从亲身经历中，洛克清楚地认识到遵从自己的良心则有可能违背教会的教规。在妇产科临床实践中，他也见到太多患者因非意愿妊娠而饱受痛苦。作为医生，他充分认识到避孕普及的必要性，并亲自开展活动。这还是在认识品卡斯之前。

1931 年，在波士顿，15 位著名医生联名上书州政府，要求避孕合法化。其中，洛克是唯一的一名天主教徒医生。1936 年，罗马天主教会正式认可荻野式避孕法。不久，洛克在波士顿率先开设获野式避孕诊所。作为教授，他还在哈佛大学医学院给学生们讲授避孕法，这在当时的医学教育中是极其罕见的。

洛克以忠于自己的良心为人生信念。如果忠于自己的良心，他则唯有普及避孕活动，别无选择。教会怎么说只好另当别论了。

08 临床试验

1954年，洛克开始以50名受试者进行口服避孕药的临床试验。由于马萨诸塞州法律禁止避孕，所以试验的真正目的——避孕研究，并未告知受试者。他们被告知是进行“不孕治疗”①。

本来洛克实施的不孕治疗临床试验计划为在4个月时间里，受试者每天服用孕酮和雌激素。在新的临床试验中，洛克将计划变更为受试者只服用孕酮，20天后停药一周。这也是采纳了品卡斯的建议，同时，也包含了他对教会的期待。作为天主教徒，洛克希望以每4周为1个月经周期的避孕方法能作为“自然”避孕法得到罗马天主教会的认可。

当初，洛克的临床试验小组将口服避孕药临床试验命名为品卡斯孕酮试验项目（Pincus Progesterone Project），简称PPP。不久，这项试验真的“名实相符”了，受试者们总得“pee - pee - pee（尿 - 尿 - 尿）”了。因为临床试验计划严格规定了需定期确认排卵抑制作用，所以催促受试者排尿，每日采集尿液标本就成为研究小组的重要任务。

临床试验显示口服孕酮可完全抑制排卵，这并没有花太长时间。对临床试验的成功，桑格和麦考米克更是欣喜若

---

① 按现在的伦理标准，该试验难免有“非伦理性临床试验”的嫌疑。不过，在当时，知情同意原则尚未确立。

狂，她们急于向全世界宣布：药物避孕法成功了！然而洛克却认为在学会或论文上正式发表之前，不宜把不充分的数据公之于众。但是，麦考米克不顾洛克的反对，1955 年 10 月，她派品卡斯去东京参加国际计划生育联合会（International Planned Parenthood Federation）举行的会议，发表了口服避孕药试验成功这一历史性成果。然而，与会者反应冷淡，品卡斯的发表遭遇“默杀”。

几个月后，洛克在加拿大举行的内分泌学术会议上，发表了口服避孕药的临床试验结果。他对避孕药一词避而不提，只是罗列一项项数据，显示抑制排卵作用。与会者很自然地意识到避孕药实用化研究成功了。洛克的策略大获成功。他发表完后，佐治亚大学（the University of Georgia）的一位教授评论说：可以看出，“抗排卵药”已经变成了现实。他代替洛克向世人宣布：口服避孕药的研制成功了。

虽说洛克在波士顿主持的临床试验大获成功，但是口服避孕药要获得 FDA 批准，还需进行大规模临床试验。在美国，推广避孕法尚且违法，更遑论进行避孕药大规模临床试验了。临床试验遥遥无期。据说焦躁不安的麦考米克曾对桑格发牢骚：“哪儿有试验笼子啊？把排卵期的女人都给我关进去！”

最终，他们找到了“试验笼子”，即美国的自治领波多黎各。该地没有禁止避孕的法律，而且，作为贫困对策的一环，自治领政府正大力提倡控制人口，避孕诊所更是遍布全岛，正积极进行避孕指导活动。

1956 年，在波多黎各，避孕药大规模临床试验开始了。

当时，双职工家庭增多，出于社会、经济性原因，他们对有效避孕法的需求很大，因而征集受试者相当容易。1 年后，临床试验结果表明，避孕效果非常显著，达到 100% 。

在波多黎各负责临床试验的医生也没有忘记报告这样一个事实：即 17% 的受试者出现恶心、头痛等副作用。也许是被 100% 的避孕效果冲昏了头脑，对副作用，无论是品卡斯还是洛克都没有予以高度重视，认为“几乎都是心理作用而已”。

09 FDA 批准

1959 年 10 月，G. D. 西尔公司（G. D. Searle & Company）根据在波士顿及波多黎各进行的临床试验数据，向 FDA 提出口服避孕药艾诺维特（Enovid）的许可申请。这次许可申请的临床试验是 FDA 史上规模最大的，女性受试者共计 897 人，月经周期达 10427 次。

早在 1957 年，艾诺维特已被批准为痛经的治疗药，但是，这一次申请不是针对某种疾病，而是以避孕为目的让健康女性使用的。社会，尤其是罗马天主教会等宗教界是否会强烈反对呢？FDA 态度谨慎。

其实，G. D. 西尔制药公司也同样疑虑重重。据当时负责广告宣传的人回忆："我还担心会遭到围攻，被人打掉牙齿呢。还好，牙齿一颗也没少。"他一直提心吊胆，却没想到，对口服避孕药的实用化消息，社会接受得如此坦然。《星期六晚邮报》（Saturday Evening Post）、《读者文摘》（Reader's Digest）等主流媒体还做了专题报导。

而 G. D. 西尔制药公司的竞争对手——帕克 - 戴维斯公司（Parke - Davis），却因畏惧社会反对，推迟了许可申请。据说他们担心罗马天主教会可能发起抵制运动。而强生公司（Johnson & Johnson）则不同，它已从该公司获得了销售权，并索要动物实验数据，以便尽早提出许可申请。不料却遭到拒绝，最后强生公司不得不在自己公司的研究所里重新做动物实验。

对口服避孕药的许可申请，FDA 态度谨慎的原因不仅仅是害怕社会反对，他们还担忧它的安全性。它的有效性是毫无疑问的，但长期使用，会不会引发癌症呢？

对 FDA 的保守态度，洛克忍无可忍。他 70 岁了，已经没有时间跟他们耗，他申请尽快召开听证会。1959 年 12 月末，洛克与 G. D. 西尔制药公司医疗部部长 I. 温特（Irwin Winter）一起来到 FDA，参加听证会。

等了很长时间，他们才被带到听证室，面对的却是审查官 P. 德菲里斯（Pasquale DeFelice，30 岁）。德菲里斯在 FDA 的审查工作只是兼职性质。他是乔治敦大学（Georgetown University）医疗中心的妇产科医生，但尚未取得专科医生资格。对德菲里斯来说，眼前这位妇产科界的泰斗——洛克，可是自己钦慕已久的偶像啊。

然而，对洛克来说，如此重要、具有划时代意义的避孕药许可审查，竟然由一个“小年轻”医生来主持，这实在让他非常恼火。听证会上，洛克不称其名，直接叫他年轻人，火气相当大。当德菲里斯表示怕遭到罗马天主教会反对时，洛克大光其火，“你不要以我的教会说事”。作为虔诚的天主教徒，洛克认为口服避孕药并不是通过物理方法避孕，他衷心期望它能得到罗马天主教会认可。德菲里斯的话恰好道出了他的隐忧。其实，洛克并不知道，德菲里斯也是天主教徒，而且对罗马天主教会只认可荻野式避孕法也非常不满。

1960 年 5 月 11 日，FDA 批准艾诺维特可用于避孕目的。出于对长期使用时安全性的担忧，FDA 规定以连续使用不超过 2 年为附加条件。

1951 年在纽约举行的晚餐会上，桑格向品卡斯询问口服避孕药研制的可能性。其后，在不到 10 年的时间里，口服避孕药真的实现了实用化。

10 罗马天主教会，避孕有罪？

对参与口服避孕药临床试验的相关人员来说，宗教界，尤其是罗马天主教会的反对，一直是他们的巨大隐忧。实际上，教会的反对并不如想象中的那么严重。1960 年 5 月，FDA 正式批准上市后，口服避孕药没有遭遇什么阻碍，很快就被社会接受了。反而是罗马天主教会本身，因口服避孕药的实用化和普及，受到巨大影响。

众所周知，在历史上，罗马天主教会一直将人工避孕视为有罪。对口服避孕药，它只认可用于治疗痛经，而不赞同用于避孕①。对此，洛克（本人也是天主教徒）极力说服罗马天主教会：以口服避孕药避孕，也不过是通过使用激素改善月经周期而已，属自然避孕法；既然教会已认可月经周期避孕法，为什么不能认可口服避孕药避孕呢②？

口服避孕药的迅速普及在天主教徒和其他人群中并没有差异。天主教徒希望教会改变对避孕的态度的呼声也日益高涨。

在 20 世纪 60 年代前半期，罗马天主教会内部也掀起了

---

① 1958 年罗马教皇庇护十二世做出的决定。

② 1963 年，洛克发表的著作《天主教医生的提案：是时候了，终结节育论争》（The Time Has Come: A Catholic Doctor's Proposals to End the Battle over Birth Control）在这场涉及罗马天主教会的避孕论争中产生很大反响。

强劲的改革之风。1962 - 1965 年举行的梵蒂冈第二次大公会议（Vatican Council II）更具有划时代意义。例如它认可用当地语言做弥撒、解除星期五素食禁令等，教会“现代化”改革步伐加快。

在教会全面改革中，天主教徒们要求重新认识避孕、节育的呼声高涨。1963 年，教皇约翰二十三世（John XXIII）设立了“关于人口、家庭和生育的教皇委员会”，讨论是否认可使用口服避孕药。在第一次会议即将开始之前，他突然不幸去世。其后，在下任教皇保罗六世（Paul VI）的领导下，委员会继续开展活动。

教皇约翰二十三世为什么设立委员会呢？他的初衷不得而知。其后教皇委员会的讨论也不是简单地停留在技术层面，如洛克提出的观点“口服避孕药是自然避孕法，不是人工避孕法”等，而是广泛涉及婚姻、性等与天主教会根本教义相关的问题。

关于性，无论当时还是现在，天主教会的教义依然：性交的唯一目的，在于实现神圣目标——生殖；单纯追求快乐的性交，是罪恶的。然而在教皇委员会会议上，委员们曾对这项教义展开激烈争论。

关于性与婚姻的教义，新思考派委员们认为：婚姻本应给人们带来幸福；教会却不认可避孕，将痛苦强加给已婚夫妇们；婚姻的唯一的目的不应是生殖，而应是爱。而守旧派却坚决抵制：如果把爱放到第一位，那可不什么都乱套了？

会议上守旧派与新思考派的交锋不时出现唇枪舌剑的场面。例如，守旧派神职人员发言，“只有忠实于月经周期避

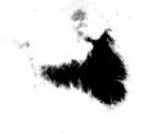

孕法，才符合摄生之理。实行避孕的夫妻则是在犯罪”。新思考派委员（医生）则予以反击，“你们神职人员，为了忠实于自己的使命，整天考虑的就是怎样远离性吧？而我们凡人的使命则是夫妻相亲相爱啊！”

教皇委员会当初由 6 名委员组成，他们在会议上的讨论并没有取得实质性进展。其后，在教皇保罗六世的领导下，委员会不断扩大。在 1965 年 3 月召开的会议上，委员人数增至 55 人。其中，非神职委员达 34 人，包括 3 对夫妇。教会中关于婚姻与性的讨论，一直以来都是由神职人员垄断。现在，教会让已婚夫妇也参与进来，听取他们的意见，可算是历史性转变。

这次会议邀请的 3 对已婚夫妇都是虔诚的天主教徒。其中一对为克劳利夫妇（the Crowleys），来自芝加哥，育有 4 个孩子（1 人为修女）。克劳利太太有过 6 次妊娠经历。最后一次妊娠时出现危险，手术后不能再生育了。他们夫妇二人一直坚信教皇的教导。

得知成为教皇委员会委员，克劳利夫妇在霍普金斯大学（Johns Hopkins University）妇产科医生的帮助下，以美国和加拿大天主教团体的夫妇为对象，对月经周期避孕法实施状况进行了问卷调查。1965 年 3 月，在教皇委员会会议上，他们发表了调查结果。其中，1 对夫妇（育有 6 个孩子）的对话尤其引人注目。

丈夫：周期法把性生活彻底给毁了。它不仅妨碍爱意的自然流露，而且把性欲变成纯粹的发泄行为。1 个月里，我整天只想着性，甚至觉得自己都快要堕落了。它还影响我对

妻子和孩子们的态度。本来，夫妇之间，无论在肉体上、还是精神上都是很神圣的结合，现在它却变成了一种冷漠和相互伤害的关系。周期法不仅不道德，而且违背人性。对我来说，它就是魔鬼的伎俩。

妻子：1个月禁欲3周，确实可以避孕。不过，我变得暴躁易怒了。丈夫小心翼翼，我生气；不能控制自己的情绪，我也很生气。性，总在自己的意识中徘徊，挥之不去。我和丈夫本来心灵相通，幸福美满。实行月经周期避孕法后，一切都变样了。

回到美国后，克劳利夫妇将调查对象扩大到全世界，针对天主教徒实施了第二次问卷调查。1966年4月，调查结果再次在教皇委员会会议上发表。对月经周期避孕法，不到10%的夫妇持肯定态度；25%的夫妇表示虽然实行周期法，但持否定态度；65%的夫妇认为周期法无效。克劳利夫妇向教皇提交的调查报告明确指出：周期法妨碍夫妻建立亲密关系；几乎所有的已婚夫妇都希望教会能够改变教义。

调查结果报告后，克劳利太太继续发言，语惊四座："对周期性禁欲符合自然法则的说法，女性并不赞成。也许有男性认为周期法有利于增进夫妇之爱，但没有女性会表示赞同。周期法给婚姻生活带来多大伤害，恐怕各位男性神职人员并不理解吧？如果妻子总是提心吊胆，害怕怀孕，怎么能成为爱的真正伴侣呢？她们还会疏远丈夫、躲避性，甚至厌倦人生。夫妇本来都是爱孩子的，并不是有了繁衍后代这个责任才去生孩子。活着、相爱、做爱，满足本能，然后才是孕育后代。"

也许是受克劳利太太感染，接下来一位来自渥太华的已婚女性的发言更直率。她已结婚 17 年，育有 5 个孩子，曾流产 3 次。

“如果真的想理解女性，就请别将女性看成男人的附庸；也不要将女性视为蓄有邪恶之性的存在（性对象）。请将女性视为男人的伴侣，如创世纪中写的那样。在我出生的国家，女性结婚的首要理由是想和自己选择的男性在一起生活。生孩子并不是结婚的目标，孩子只是爱情的自然结晶。”

她进一步强调，应集中探讨爱的行为对夫妇来说究竟意味着什么，而不是停留在对避孕法的技术性讨论上。

“我们的生活，不应被方法所左右。活着，意味着相互接纳、包容、全部给予，共享美好时光。我和丈夫共享性爱之后，第二天早上醒来，会感到无比满足，对孩子们也格外亲切、宽容。性高潮带来的快感和体内如彩虹般绚烂的美好感觉，不仅给人带来精神上的安宁，也对家庭和睦是多大的贡献啊！”

她的发言明明白白道出了性的喜悦及其功效。与会者多为神职人员和神学者，会场一下变得鸦雀无声。

在教皇委员会会议上，对婚姻和性，天主教徒委员们各抒己见，畅所欲言。罗马天主教会长期坚持的不许避孕的教规摇摇欲坠了。教会内部的守旧派们感到了深刻的危机。怎样改变讨论的方向、坚持教会长期以来的立场？教皇保罗六世的亲信——红衣大主教 A. 奥特维亚尼（Alfredo Ottaviani）挺身而出，举起了反攻的大旗。他自诩为罗马天主教会的守护者，坚信教会应亘古不变。在这次的教皇委员会会议上，眼看修正不可避孕的意见已成大局，奥特维亚尼忍无可忍，“生育几个孩子，能由夫妇自己决定吗？数百年来，还从来没有过这样的说法。我本人有 12 个兄弟姊妹，排行第 11。我父亲虽然只是面包师，但他从未怀疑过上帝的教诲。不管生活多么艰辛，他也从来没想过要节育。难道教会几百年来都错了吗？”保守派的愤怒与焦躁溢于言表。

新思考派主张修正不可避孕的教规，在讨论中他们也坚持表示没有义务遵从有疑义的教规。神学者以研究、解释圣经为职，他们也普遍认为圣经并没有禁止避孕①。对是否容许避孕，神职人员之间也存在分歧。新思考派因而提出：在避孕问题上，教会不应把有疑义的教规强加于人，而应让天主教徒遵从自己的良心行事。

而守旧派神职人员一直以来深信避孕有罪，是该下地狱的行为，对教徒们也一直这样宣扬。现在，要让他们突然转变立场、认可避孕，这当然绝非易事。何况，这也有损教会权威呀。奥特维亚尼等守旧派怎肯甘愿俯首？1966 年 4 月，奥特维亚尼为扭转逆势，又增加 14 名委员（皆为神职人员），使教皇委员会增至 71 人。同时，他自己出任委员会主席。

尽管奥特维亚尼等拼命努力，他们仍然无法阻挡容许避孕的潮流。1966 年 6 月，在教皇委员会会议上，一场仅由 15 名主教参加的秘密投票举行了。赞成避孕有罪的仅 3 人，

---

① 圣经中俄南（Onan）因体外射精受到上帝惩罚。人们一般认为这并不表示避孕有罪，而是指俄南作为一家之长没有尽到犹太法规定的传宗接代义务，所以他有罪。

9 人赞成避孕无罪（3 人弃权）。

投票结果报告呈交教皇，指出应容许避孕。然而，奥特维亚尼等人却违反仅提交一份委员会报告的惯例，又另外提交了一份少数派意见报告。教会是否改变长期以来的立场？教皇保罗六世不得不亲自做出判断。

教皇一直没有公布决定。1967 年 4 月，教皇委员会报告内容被泄露给了媒体。一位神职人员认为教徒有知晓全部事实的权利，因而将信息透露给媒体。于是全世界都知道了这样一个事实：关于是否容许避孕，罗马天主教会内部存在意见分歧，而且容许派占多数。

在此期间，奥特维亚尼等守旧派仍然坚持对教皇的游说攻势。据说他们是看准了教皇保罗六世的犹豫，“这不是否定历任教皇吗？”最终，守旧派说服成功。

1968 年 7 月，教皇颁布关于节育的训令（Humana Vitae），明确坚持固有立场，即坚持避孕有罪；并重新强调“容许节育会招致性放纵和道德水平下降”。教皇的训令也只不过是附和避孕反对派的老调罢了。

11 政府推广与黑人戒备之心

在美国，长期以来，传播避孕信息都是违法的，联邦政府更不会主动开展避孕普及活动。然而，随着口服避孕药的普及，执政者对避孕的态度也发生了变化。当时，世界上对人口爆炸危机的宣传甚嚣尘上；同时，联邦政府也认为低收入者家庭人口出生率的下降，将导致社会救济人口减少，从而使社会福利开支也相应减少。

1964 年，在联邦政府资金支持下，得克萨斯州在加尔维斯顿开设了试点性的节育诊所。其后，针对低收入者的节育支援迅即发展成约翰逊政权关心的大型项目。全美陆续开设了 2000 多个节育诊所。其后尼克松总统也延续了这一政策。1964 年，节育支援的联邦政府预算仅为 8000 美元，到 1973 年则猛增至 1. 9 亿美元，400 万女性因此而受益。

对政府大力提倡、推进的节育支援，黑人群体却非常戒备。众所周知，在美国，黑人曾长期遭受歧视；在生育问题上，也曾受过白人支配，因而黑人的戒备之心根深蒂固。在奴隶制时代，白人为增加“商品（黑人奴隶）”，曾鼓励黑人女性多生孩子。然而，奴隶制取消后，美国南方信奉白人沙文主义的白人，却要将黑人扼杀在出生前，强制黑人女性做绝育手术。

背负着这样的历史，黑人群体对节育问题当然非常敏感了。作为少数族群，对他们来说，人口数量就是力量。而政府推行的节育支援，正是针对低收入者的，而黑人群体中低收入者所占比例也大。“节育支援是否就是针对黑人，以减少黑人出生人口的一个阴谋呢?”他们的疑虑也不无道理。

在约翰逊、尼克松政权期间，低收入者可免费从节育诊所领取口服避孕药。而这种福利性服务反而成为黑人疑虑的原因之一：白人怎么可能免费给避孕药？有这种好事儿！在黑人群体中，还广泛流传着这样的谣言：“口服避孕药有两种。一种是给白人用于避孕的；而给黑人用的是导致不孕的。”一些黑人政治组织甚至宣扬：“节育是政府阴谋，是让黑人绝种!”一些黑人社区的节育诊所甚至被投掷燃烧瓶。

本来，黑人对政府权力机构就充满不信任，对医疗的不信任更是根深蒂固。而塔斯基吉梅毒实验（the Tuskegee Syphilis Study）更是始作俑者。1932 - 1972 年，在长达 40 年的时间里，在阿拉巴马州塔斯基吉，美国公共卫生局（U. S. Public Health Service，PHS）进行了一项所谓的梅毒治疗研究。对数百名受试者（皆为黑人），他们没有进行任何治疗，而是观察其发病的自然过程。这项研究因而成为医学研究史上臭名昭著的非伦理性实验。

塔斯基吉梅毒实验的恶劣影响在美国公共卫生领域，也产生诸多副作用。例如，许多黑人相信艾滋病是政府研制出来的疾病，目的是为了让黑人绝种。这些疑虑严重阻碍了艾滋病预防工作的开展。

2005 年兰德公司（RAND）的调查数据显示，对艾滋病，黑人群体中，48% 的人认为是人为研制的疾病；53% 的人认为艾滋病已经可以治疗了，但穷人是不可能得到救治的；还有 15% 的人相信艾滋病就是为了让黑人绝种的人为疾病。

有些黑人活动家甚至散布这样的说法："避孕套并不能预防艾滋病毒感染。相反，避孕套会引发过敏反应，使 HIV 抗体呈阳性。如果那样，政府就可把人当做土拨鼠似的实验对象，做治疗研究。所以，绝不能使用避孕套。"对这种荒唐无稽之言，究竟有多少黑人相信，结果不得而知。然而严峻的事实是：黑人仅占美国总人口的 13%，而每年新增 HIV 感染者中，黑人却占 50%。所以不免有人评论：众多黑人死于艾滋病，也是拜塔斯基吉梅毒实验之"赐"啊！

12 副作用与达康盾受害案

口服避孕药上市之初，为确保避孕效果，剂量非常大①。结果，很多女性出现副作用。然而无论是医生、制药企业还是 FDA，都没有予以重视，结果不少女性甚至出现血栓症等副作用，受害严重。

为什么口服避孕药副作用没有引起重视呢？必须指出的是，在 20 世纪 60 年代初，口服避孕药开始普及的时候，在医疗界，家长式作风依然盛行。尤其在妇产科领域，对患者，男性医生简直就是父亲角色。患者提问过多时，甚至被当做令人讨厌的女人。即使患者出现头痛等副作用，医生通常也以原因不明的不适或心理作用打发了事。而且，即使出现脑中风或心肌梗塞等严重副作用，患者通常也是去急救或内科就诊，而不是妇产科。诊疗分散、各个医生层面很难全面把握症状的情形，也延迟了对口服避孕药严重副作用的认识。

1969 年，B. 西曼（Barbara Seaman）出版了《口服避孕药，医生的忠告》（The Doctors' Case Against The Pill）一书。她收集了大量医学数据以及医生、研究者和遭受副作用折磨患者的证言，严重质疑口服避孕药的安全性。其后，口服避

---

① 现在使用的口服避孕药，雌激素含量 50μg 以下，而 FDA 当初批准的避孕药，雌激素含量高达 10mg。

孕药的严重副作用及危害性得到广泛认识。

西曼的著作对政治家也产生了很大影响。威斯康星州参议院议员 G. 内尔森（Gaylord Nelson）就是其中之一。当时，参议院委员会正就抗生素、镇静剂的滥用问题对制药行业展开调查，并举行听证会。因而内尔森决定就口服避孕的安全性问题也举行专门的听证会。

1970 年 1 月，内尔森主持召开了听证会。当时日趋活跃的女权活动家们也蜂拥而至。活动家们几乎都服用口服避孕药。然而，在邀请的证人中，却没有一位女性。听证会无视女性、患者的做法，让旁听的活动家们非常不满。当一位证人将口服避孕药与癌症的相关性比喻为“给庄稼地施肥”时，活动家们的愤怒爆发了。

“明明受害的是我们，为什么委员和证人中却没有一位女性？为什么没有男用避孕药？制药公司为什么一直隐瞒事实真相？”活动家们群情汹汹，大声质问与会的委员和证人。委员长内尔森请求肃静，但愤怒的活动家们根本不听，最后被全部勒令退场。

在参议院举行的听证会上，女权活动家们起而怒斥、引起会场一片混乱的场景，被摄像机镜头抓拍，并在全美大肆播报。这是女性们首次为自己的健康“呐喊”，因而这次听证会混乱事件，也被称作女性医疗史上的“波士顿倾茶事件”（Boston Tea Party）。

参加听证会的活动家们几乎都来自华盛顿特区女权组织。其后，A. 沃尔夫森（Alice Wolfson）举行新闻发布会，代表组织成员发表声明：“女性被当成试验用的‘土拨鼠’，这绝对不能容忍！这些‘土拨鼠’根本不用花钱买，她们还自己准备食料、清洁笼子。连（口服避孕药）试验品都是自己买的，她们还向试验者（医生）支付报酬呢。不过，我们再也不会相信那些‘白衣之神’的指示了。”

沃尔夫森严厉谴责医生、制药企业以及 FDA 隐瞒口服避孕药严重副作用信息、并让女性们长期服用的做法。她宣称女性对切身的医疗，要自己做主。她的声明强调了自主权的重要性。其实，这正是要求遵守知情同意原则。女权活动家们在参议院听证会上的怒斥，因媒体报道而广为传播，这也算是给全体美国人上了一堂关于知情同意原则的启蒙课吧？这是否可算作口服避孕药的另一个“副作用”呢？

在 1970 年 1 月举行的关于避孕药安全性的参议院听证会上，首先做主旨发言的是 H. 戴维斯（Hugh Davies）——霍普金斯大学副教授兼附属医院计划生育诊所科长，他是反口服避孕药派的代表性医学者。戴维斯首先谴责口服避孕药仓促上市：在危险性、安全性数据尚不充分的情况下，让这么多女性服用如此强效的药品，这是史无前例的；它也是以健康女性为对象进行的大规模人体实验。他进而指出有更安全的避孕法，即使用宫内节育器，并宣传其有效性和安全性。

口服避孕药的危害性早已为人所知，但听证会上的情形被媒体大规模报道后，一些报纸赫然出现，“杀人避孕药”这样耸人听闻的标题。口服避孕药使用者锐减，很多女性转而采用代替的避孕法——宫内节育器。毫无疑问，通过现场直播，戴维斯在听证会上的发言起到了很大的宣传作用。

然而在听证会上，戴维斯并没有说明他亲自参与了新型宫内节育器的开发。当时，他已经成立了达康公司（Dalkon Company），旨在制造、销售这种新型宫内节育器——达康盾（Dalkon Shield）。1970 年 2 月，在达康盾正式上市前，戴维斯在一流学术杂志上发表一篇论文①，宣称达康盾不仅安全，避孕效果也与口服避孕药不相上下。7 月，达康公司将达康盾的销售权卖给大型制药企业罗宾斯公司（A. H. Robins Company），戴维斯根据销售额提取专利费，并就任外聘顾问。

罗宾斯公司取得达康盾销售权后，对其进行了大规模宣传促销活动。他们将戴维斯的论文印制 20 万份，分发给各地医生。

对消费者，罗宾斯公司则大力宣传达康盾可替代口服避孕药，是有效而且安全的避孕法。1971 年 1 月，达康盾刚一上市，销售额就立即跃居宫内节育器市场首位。

然而与戴维斯和罗宾斯公司的宣传相反，没过多久达康盾就被发现既无效也并不安全。1972 年 6 月，达康盾上市 1 年半后出现的 2 件事，让罗宾斯公司深刻认识到其危险性。

首先是一位来自犹他州的医生亲访，他宣布达康盾这种宫内节育器非常危险，绝对不能再使用了。原来，该医生亲历了一个恐怖的病例：一名 25 岁女性安放达康盾 1 个月后，不仅怀孕，还并发严重的宫内感染。而这名患者正是他亲生

---

① Davis HJ: The shield intrauterine device. A superior modern contraceptive. American Journal of Obstetrics and Gynecology 106: 455 - 6, 1970.

女儿，所以他不惜专程远道赶来，警告达康盾的危险性。

3天后，罗宾斯公司又收到公司顾问——T. J. 艾尔（Thad J. Earl）医生的来信，他警告达康盾非常危险。艾尔和戴维斯一样，同为达康公司创始人。他也亲自发表论文，论述达康盾的有效性和安全性。他也可以说是该产品“最大的促销医生之一”。艾尔根据自己和其他医生遭遇的病例，提出警告：很多女性安放达康盾后避孕失败，而且并发严重宫内感染；女性发现怀孕时，则必须立即取出达康盾。

艾尔不仅亲自出资参与开发了达康盾，他还是外聘顾问。面对他提出的危险性警告，罗宾斯公司不得不认真考虑。然而，公司经营方却以对营业影响巨大为由，对艾尔提出的警告置之不理。

对达康盾的安全性，尽管像艾尔这样“内部”的医生都提出质疑，罗宾斯公司却仍然疏于应对，继续不作为。另一方面，因达康盾导致的死亡病例、严重宫内感染病例却越积越多。亚利桑那大学医疗中心（the University of Arizona, Medical Center）妇产科主任——D. 克里斯蒂安（Donald Christian）开始怀疑：造成严重宫内感染的罪魁祸首，是否就是达康盾？他亲自遭遇了一个病例：一位安放达康盾的女性，妊娠后发生宫内感染、死亡。1973年3月他通过学会等询问其他医生是否经历过类似病例。几个月后，一位得克萨斯州的医生反映他遭遇过类似病例。克里斯蒂安开始联系罗宾斯公司、美国疾病预防控制中心（Centers for Disease Control and Prevention）、FDA等，警告达康盾的危险性。同时，他开始撰写论文报告相关死亡病例。1974年6月，他的论文在《美国妇产科学杂志》（American Journal of Obstetrics and Gynecology）上发表。

1974 年 5 月，在该论文发表前，FDA 曾要求罗宾斯公司暂停销售达康盾，但是遭到拒绝。该公司的理由是“停止销售就等于承认自己的过失，那么公司会被卷入诉讼风暴”①。

另一方面，罗宾斯公司却也采取“安全”对策，向医生们分发警告书，“一旦发现安放达康盾的女性怀孕，请立即取出”。这时距艾尔 1972 年 6 月发出警告已过去近 2 年。

1974 年 6 月，克里斯蒂安的论文发表。这样，不仅是医疗界，甚至全美国民众都知道了达康盾的严重副作用。论文发表数天后，FDA 要求该公司永远停止销售达康盾。事已至此，罗宾斯公司也不得不遵从了。

其时，仅美国国内使用达康盾的女性就达到 250 万人。

销售停止消息公布后，达康盾损害赔偿诉讼迅速增加。律师们甚至在报纸上大张旗鼓招募原告。一时间，达康盾受害案成为律师界的“肥肉”。1985 年 8 月，罗宾斯公司难堪巨额索赔的重负，宣布倒闭。尽管其主营业务经营良好，利润率高达 20%。其时，针对该公司的损害赔偿诉讼已达 1.4 万件以上。

罗宾斯公司倒闭的首要原因无疑是一再拖延采取安全对策。然而该公司也犯了两个致命错误，以至招致灭顶之灾：

---

① 截至 1973 年 5 月，达康盾受害诉讼为 47 件，共要求损害赔偿总额达 2500 万美元。

①制造商责任。毋庸置疑，在医药、医疗器械行业，安全问题尤为重要，制造商需格外谨慎。当达康盾出现安全问题时，罗宾斯公司却选择了经营优先的做法。它的倒闭也为全美的医疗企业敲响了警钟。②利益相悖原则。戴维斯和艾尔作为达康盾的研究者，本身又是投资人，他们两种角色存在利益相悖关系。然而罗宾斯公司决定投资达康盾时，却全盘接受了研究者提供的“优秀”数据，犯下致命错误。现在，即使在医疗领域，也不乏研究者自己创立公司、转化研究成果的。然而企业准备投资这些“事业”时，对事关商品化成败的重要数据，他们是否应请第三方——无利益关系的研究者，重新进行实验验证呢？

20 世纪 70 年代前半期，因为达康盾副作用，众多女性丧失性命，或患上不孕症。而达康盾的上市又正逢口服避孕药副作用凸显的时期，这也使达康盾受害者进一步增多。从这个意义上看，达康盾受害事件可以说又是口服避孕药副作用产生的又一“副作用”啊。

13 “性放纵”与当权者们

在1951年的一次晚餐会上，桑格与品卡斯的谈话开启了口服避孕药开发的历史。当时，在美国，避孕普及活动本身尚属违法。

在美国，为什么避孕普及活动违法呢？毋庸置疑，这与当权者们的疑惧心理相关：一旦避孕普及，会不会出现性放纵？当权者极力防范性放纵的热情，绝不限于过去。时至今日，仍有很多政治家们坚信必须防止性放纵，因而对避孕普及百般阻挠。

现在，避孕普及活动已不能当做犯罪予以取缔了。政治家们转而采取预算分配、行政干预等政治性手段予以阻挠。例如，2005年8月，FDA发生的高官辞职风波就是最好的例证：对紧急口服避孕药，政治介入行政，妨碍其批准为非处方药。

以预算分配阻挠避孕普及的做法，在预防HIV感染的国际合作中也可看到。20世纪90年代，为预防HIV感染，乌干达政府开展ABC运动（A禁欲abstinence，B忠贞being faithful，C避孕套condom，预防HIV感染的三阶段对策），总统亲自带头参加，成效斐然。2003年，布什政权开始主要向非洲各国提供巨额的艾滋病紧急援助资金。然而，美国对预防活动的资金援助却仅限于禁欲运动，对其他如ABC运动则拒绝提供。鉴于美国资金援助对国家财政的巨大影响，乌干达政府不得不仅仅开展禁欲运动。美国政治家们防止性放纵的热情（殃及他国）演变为政治压力，严重影响了预防 HIV 感染活动的效果。

当权者们踊跃防范性放纵的现象，在日本也不例外。例如，在 20 世纪 90 年代，日本是发达国家中唯一未批准低剂量口服避孕药的国家，其根本原因也在于政治家们坚持反对性放纵。

1999 年 4 月，低剂量口服避孕药提出认可申请近 10 年时，《纽约时报》刊登了一篇通讯，介绍日本未批准的背景。看到这篇文章，我真感到汗颜啊。

这篇通讯由记者伍洁芳（Sheryl WuDunn）写就。她介绍在日本，低剂量口服避孕药提出认可申请近 10 年尚未获批准；而治疗勃起障碍的药物——伟哥（Viagra），在提出申请仅 6 个月后，即被紧急批准。尽管低剂量口服避孕药的安全性已在世界上得到广泛认可，但日本却迟迟不予批准。而危险的高剂量口服避孕药（因副作用已于 1988 年在美国停止销售）在日本却被批准并一直在市场上流通。日本医疗行政真是匪夷所思啊。

日本为什么迟迟不批准低剂量口服避孕药呢？该通讯介绍了厚生省（当时）的说法：如果口服避孕药可随意购买，不会出现性放纵或性病蔓延吗？而且日本年轻人的性病感染率已呈上升趋势。然而，美国批准了低剂量口服避孕药，性病感染率却呈下降趋势。厚生省的疑惧毫无根据，理由又是多么牵强啊。

该通讯还介绍说，伟哥之所以得到紧急批准，据传是有

“大佬”级政治家们施加了压力，因为他们自己想用。当读到“媒体爆料使用伟哥，2 政治家起诉”时，我简直觉得无地自容。

大佬级政治家介入伟哥批准的风传是否属实我不得而知。但对伟哥得到紧急批准，而低剂量口服避孕药历经 10 年却一直未被批准的原因，该通讯指出显然是性别歧视。这一批评无疑产生了很大影响。1999 年 6 月，在日本伟哥被批准后仅半年，低剂量口服避孕药终于得到批准，尽管当时在科学、医学上并未有新的发现。

14 个人隐私权的确立

对口服避孕药及避孕普及活动，当权者们反对的最大理由是出于对性放纵的疑惧。实际上，在美国，直至1965年，避孕普及活动尚且是违法的。桑格等就是顶着违法的压力开始了避孕普及活动，实际上她自己也经历了被捕、坐牢等苦难。

如果说正是非法的避孕普及活动推动了患者权利作为一种人权得以确立，这听起来也许有点牵强附会。实际上，正是桑格等开展的非法避孕普及活动开辟了通过法律争取患者权利的途径。随着避孕普及活动在法庭上的多次论争，个人隐私权最终才作为基本人权得到确立。

1961年11月，耶鲁大学医学院（Yale School of Medicine）妇产科部长L. 巴克斯顿（Lee Buxton）等在康涅狄格州纽黑文市开设了计划生育诊所。当时康涅狄格州法律规定避孕是违法，指导、帮助避孕也是违法。开设计划生育诊所是公然挑战法律的“犯罪”行为，州当局岂能坐视不管？巴克斯顿和诊所所长E. 格利斯沃德（Estelle Griswold）遭到逮捕，并被州高级法院判为有罪。随后，他们向联邦最高法院提起上诉，要求判决禁止避孕的州法律违反宪法。

该诉讼在联邦最高法院的争论焦点，一言以蔽之，就是对性这种非常私密的行为，司法介入是否妥当？也即卧室内的事儿，警察应该管吗？州当局表示，禁止避孕是为了防止婚外性等性放纵行为。对此，两医生反驳：诊所患者全部为已婚夫妇，以防止婚外性等不道德性行为为由逮捕诊所开设者的做法简直毫无道理。

1965年6月，联邦最高法院做出历史性判决：康涅狄格州禁止避孕的法律违反宪法；个人隐私权是受宪法保护的基本人权。在日本，对个人隐私权，人们一般理解为个人信息不被他人随意知晓的权利，倾向于指个人信息保护。而在该案例中判决的个人隐私权，则指对个人私事，个人有不受政府或其他第三方干涉、由自己自由决定的权利。其内容相当广泛，包括个人自由、自主权等。

个人隐私权不仅成为保障患者自主权的法律依据，还为联邦最高法院判决堕胎合法化打下基础。1973年，在罗伊对韦德案例中，联邦最高法院判决：孩子是生还是不生，是极端私人的事情，公共权力的介入违反宪法。在美国医学伦理史上，这个关于个人隐私权的判决案例具有划时代意义。

桑格开启的避孕普及运动催生了口服避孕药等众多成果。其中，个人隐私权的确立，无疑更是医疗史上的里程碑。个人隐私权，通俗地说，就是个人私事，谁也别来指手画脚（谁可指当权者、上司、医生、指导医生等）。

桑格，为将女性从非意愿妊娠中解放出来，不惜与司法做斗争；品卡斯、马克等，不惜与保守的科学界诀别，为性激素、避孕药研究开辟出一片新天地。这些与避孕普及运动及避孕药开发息息相关的风云人物，无一不是个人隐私权的真正实践者！

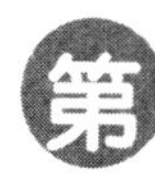

第四章 医疗杂谈

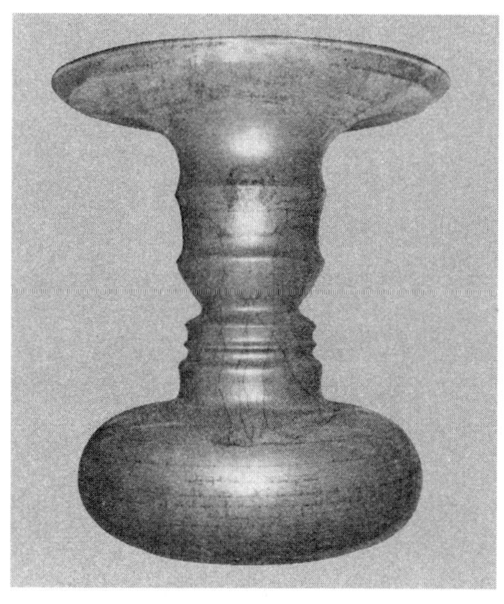

01 "PET"膀胱癌筛查

2004年9月，《英国医学杂志》(British Medical Journal, BMJ) 上一篇关于膀胱癌筛查的论文 (329：712，2004) 让人大跌眼镜：犬嗅尿液，可能筛查膀胱癌。

这项研究是由英国安森医院 (Amersham Hospital) 的C. 威利斯 (Carolyn Willis) 带领的研究小组进行的，旨在检验是否可利用犬的嗅觉进行癌症诊断。《柳叶刀杂志》(the Lancet) 曾不止一次报道宠物犬发现主人患癌症的逸闻。它1989年 (1 -9280：734) 报道的1例发现了黑色素瘤 (melanoma)，2001年 (358 -9280：930) 的1例则发现了基底细胞上皮瘤 (Basal cell carcinoma)。两案例中，宠物犬都对主人的患部表现出特别兴趣，而手术切除后则不再关心。

众所周知，犬的嗅觉特别灵敏，犬也被广泛用于刑事侦查。《柳叶刀》杂志刊载的两则逸闻，也显示出利用犬的嗅觉进行癌症诊断的可能性。正是受《柳叶刀》杂志启发，威利斯研究小组开始了对"犬的癌症诊断能力"进行科学验证。

实验第一阶段，训练实验犬记住膀胱癌患者尿液的气味。尿液标本包括膀胱癌患者、健康人、膀胱癌以外的泌尿系统疾病患者、经期中妇女等的尿液。实验犬共计6只，犬种、年龄无特殊要求，训练期7个月。训练方法为当犬嗅出膀胱癌患者尿液时，立即给予奖励。

实验第二阶段，实际“诊断”试验：取膀胱癌患者尿液标本1份，及其他尿液标本6份（包括健康人），让实验犬找出膀胱癌患者的尿液标本。实验犬分别嗅7份尿液标本，若发现异味（膀胱癌患者的），则俯伏在标本前。1只犬嗅9次，诊断试验共计54次。当然，与实验犬同时在场的训练师也不知道哪一份标本是膀胱癌患者的。

如果实验犬不具备嗅出膀胱癌患者尿液的能力，即每次从7份标本中随机选出1份，则它选对的几率为14%（1/7）。实际诊断试验中，准确率为41%，是随机选择的3倍（根据正态分布、计算机模拟bootstrap法，实验犬准确率95%的可信区间分别为23%~58%、25%~52%，有效性超过随机选择的14%）。其中，接受液体尿液标本训练的4只犬的准确率为50%，而接受干燥尿液标本训练的2只犬的准确率为22%。如果训练方法改进，也许“犬的诊断能力”会进一步提高。

威利斯研究小组的实验结果显示，犬的嗅觉也许可用于癌症筛查。其实，自古以来人们就重视利用患者散发出的气味，例如肠梗阻患者的大便气味、糖尿病酮症酸中毒患者的丙酮气味、肝性昏迷患者的氨气味等进行疾病诊断。也许利用犬的嗅觉进行诊断并不值得大惊小怪。当然，利用犬的嗅觉进行癌症筛查尚待进一步研究。不过，从成本效益来看，与新近流行的价格高昂的PET（正电子放射断层造影术，Positron Emission Tomography）检查相比，Pet（宠物犬）筛查当然要便宜很多。

犬的癌症筛查实验也许让人颇觉滑稽。不过，在威利斯发表的论文后的附记中，有一则关于实验犬诊断能力的逸闻，它比论文数据本身更让人难以置信。

在实验第一阶段的训练中，对“健康”人的尿液标本，6 只实验犬一致判断有异味。该受试者在事先检查时，膀胱镜、超声波检查皆未发现异常。最后，鉴于实验犬的诊断，受试者再做精密检查时，果然被发现患有肾癌。

也许有一天真的会出现诊断能力超群的“医犬”？它们也会被起诉医疗失误？

02 患者责任与医学进步

笔者刚开始在美国生活时，发现市面上销售的食盐都添加有碘，颇感吃惊。在日本，人们经常食用裙带菜、紫菜等海藻类，不会出现缺碘的现象。而美国人很少食用海藻类，因而特意在食盐中加碘。

几年后，我看见一个介绍一发展中国家“加碘盐普及运动”的电视纪录片。该国因缺碘引起的甲状腺肿发病率极高。而更让人吃惊的是，那些人因长期缺碘形成的甲状腺肿竟是如此巨大。那些甲状腺肿患者脖子下垂着巨大的肿块，一脸若无其事地正常生活，他们像极了日本民间故事中的瘤子爷爷。看来瘤子爷爷的故事源自缺碘地区的说法，可信度很高啊。

正如缺碘引起甲状腺肿，还有很多疾病也与饮食方式相关。只要改善饮食方式，这些疾病大多是可以预防或治疗的。因此人们容易追究患者的自我责任。然而，那些身负巨大甲状腺肿生活的人们，是根本不知道缺碘这回事儿的呀。他们只是在祖祖辈辈生养的土地上，过着普普通通的生活。如果以没吃海藻类来怪罪他们，苛责他们的自我责任，是不是太不近人情了？

用加碘盐可预防和治疗因缺碘引起的甲状腺肿。然而，对高血压，人们一直认为是摄取过多食盐造成的。所以在预防和治疗高血压上，人们一直强调控制盐分。直至最近，主治医生还理所当然地批评高血压患者吃得太咸了，饮食方式不好等。

其实遗传因素对高血压的影响大于饮食方式。20 世纪 90 年代后期，人们开始认识到摄取钾的重要性，高血压饮食疗法也随之改变。随着时代的进步，医疗常识也可能发生变化，患者的责任内容也随之改变。

生活习惯病患者的自我责任也会随医学进步而发生变化吧？肥胖症患者无疑是最容易被苛责、追究自我责任的。然而，无论如何怪罪，也没有仅凭医生一声斥责，“少吃点，减肥吧”，肥胖症患者就恢复正常体重的。最近，医学界开始意识到只有了解肥胖症的病理机制，才能更好地理解患者；将肥胖症归罪于患者的自我责任、指责他们是完全于事无补的。

为什么肥胖症患者容易成为“众矢之的”呢？其实，肥胖症对身体的危害可谓人人皆知：体重越重，患糖尿病、高血压的风险就越大；摄取热量越多，寿命就越可能缩短。这在动物实验中也得到验证。

然而，2005 年 4 月，美国疾病控制预防中心发表的一项数据显示：与体重正常人群相比（体重指数 BMI 为 18.5 ~ 25），超重人群（BMI 25 ~ 30）寿命更长（《美国医学会杂志》the Journal of the American Medical Association，JAMA 293：1861，2005）。体重超重非但无“害”反而有益，这一结果足以令不少人长舒一口气了吧？那些因超重而自责的肥胖症患者（笔者也是）终于也可以稍事解脱了。

近来，在日本，一些人甚至鼓吹生活习惯病是患者自己造成的，不应适用医疗保险。这是否太过于强调患者自我责任了呢？博物学家大普林尼（Gaius Plinius Secundus，23－79）曾指出：对医生，万不可掉以轻心！病治好了，就归功于自己医术了得；恶化了，就一定是患者的错。如果动辄归咎于患者自我责任，那与大普林尼的时代还有什么区别？作为医疗者，重要的不是苛责患者的“不良”生活习惯；而是应思考，为改善患者生活习惯，自己能做些什么。

03 患者指导，名医、庸医？

2005年8月22日，据报道，在新罕布什尔州，一位名叫T. 贝内特（Terry Bennett，67岁）的内科医生正接受州医疗委员会（New Hampshire Board of Medicine）审查。他因劝说肥胖症患者减肥而遭到投诉，理由是伤害了患者感情。

在新罕布什尔州，正在审查中的案例一般是不予公开的。可贝内特忍无可忍：指导肥胖症患者减肥，不是再正常不过的事吗？为什么还要遭受审查！于是他自行向媒体爆料。

贝内特独立行医多年，曾公开宣称最讨厌管理医疗，是典型的老派医生。他自己也承认：只要对患者有益，哪怕是严厉批评，也在所不辞。然而，贝内特的批评确乎有超出患者指导的嫌疑。例如他曾批评女性肥胖症患者：如果你老公先走一步，你就只得打单身了；因为统计数据显示几乎所有男人都讨厌胖女人。他为劝说患者减肥，甚至不惜用上市井传言。

不管怎样为患者好，这样的批评，患者确实也难以接受。他们感到愤怒或受到伤害，这也并不奇怪。这次投诉的女性患者，据贝内特回忆，似乎就诊了5~6次。一而再、再而三地经历“侮辱性批评”，可见患者真是“是可忍，孰不可忍”了。

接到投诉后，州医疗委员会预审小组先进行审查。他们建议以医疗委员会名义，对贝内特进行内部警告。但医疗委员会以处分过轻为由，拒绝了预审小组建议，决定将此案提交州检察院进行正式调查。

应医疗委员会请求，州检察院实施调查并提出处分方案：责令贝内特参加再教育培训，并承认错误。如果贝内特老老实实接受检察院处分，则此事了结。然而，贝内特却态度强硬，声称让肥胖症患者减肥，有什么错？于是他自行向媒体披露事情经过，终于，他的患者指导演变成一大“新闻事件”。

对于此事的报道，舆论大多支持贝内特，认为是患者不受教，让减肥还生气。贝内特能够对媒体一吐心声，也许觉得畅快多了。但是对他的一系列言行，不少医疗者却提出批评：无论是他对患者的强势说教，还是他擅自向媒体泄露相关信息，这些都是不恰当的。

尽管贝内特坚持认为指导肥胖症患者减肥没错，但是肥胖症治疗却并不容易。医生仅仅劝说患者减肥，也算不上什么真正的患者指导。贝内特式的粗暴批评不仅无助于肥胖症患者减肥，甚至还可能助长他们的厌医情绪。

也许贝内特坚信批评越严厉，才越有效。然而，对肥胖症患者来说，必须减肥之类的说教，早已是老生常谈，根本起不到什么作用。贝内特式指导，只会招致肥胖症患者对医疗的反感和不信任。

然而，贝内特的一些患者却分别向州医疗委员会、检察院及州长递交请愿书，表示贝内特是一位出色的医生，不应受处分。一位名叫 M. 哈尼（Melinda Haney）的患者，在贝内特处就诊长达 15 年。哈尼说："15 年来贝内特一直批评我，你要不减肥、不戒烟，早晚会得糖尿病和癌症，还会患心肌梗塞。现在我患上了糖尿病、癌症、心绞痛，一切都不幸言中。"她对 15 年前就料事如神的"名医"佩服不已。不过，也有人不以为然。15 年来，贝内特只是一味说教。对明明可预知的结果，他却未能采取任何有效手段予以防止，他不过是一名"庸医"罢了。

其实在美国，即便在医疗界，也存在歧视肥胖患者的现象。患者对医疗的不信任完全可以说是事出有因。对肥胖症患者歧视问题，R. 普尔（Rebecca Puhl）和 K. D. 布朗内尔（Kelly D. Brownell）的研究颇为有名（肥胖研究 Obesity Reseach 9：788，2001）。他们指出：①1/3 的医生对肥胖患者（仅次于吸毒患者、酒精依赖者、精神病患者）抱有厌恶感、反感；②1/3 的护士根本不想照料肥胖症患者；③医生、护士容易认为肥胖症患者意志力薄弱，没有自我控制能力等。众多研究结果表明，医疗者对肥胖症患者的否定态度，不仅助长了他们的厌医情绪，而且延误诊断、治疗，后果严重。

04 无保险，江洋大盗重出江湖

现在日本一些人鼓吹小政府好，叫嚣医疗保险应“减公增民”。其实，以民营为主的医疗保险制度，国民负担是何其沉重。在发达国家中，美国是唯一采取以商业性保险为主的国家，其无保险者问题又是多么严重。下面介绍一则“江洋大盗与医疗保险”的故事，其中亦杂有些许个人恩怨。

在美国，20 世纪 60 ~ 70 年代，有一伙江洋大盗，猖獗一时，足堪留名美国犯罪“清史”。他们瞅准富豪们举行晚宴的时机，潜入豪宅盗取贵重金属、珠宝首饰等。他们以其独特的作案手法而被称作“宴会帮”。为什么他们专挑晚宴的时候下手呢？原来，富豪们宴会时间长，主人客人都很少离开餐厅，因而他们“工作”时不会受到干扰。

众所周知，美国的富豪们颇有候鸟特性，有随季节而南北迁移的习惯。而且他们生性“谨慎”，不会将贵重的珠宝首饰等留在空宅里。因此宴会帮也追随着富豪们的足迹而活动，夏天在东海岸北部的纽约、康涅狄格州等，冬天则来到佛罗里达州；等候鱼儿（富豪）们。

宴会帮游走于东、南海岸，作案无数。然而到了 80 年代，他们却突然销声匿迹了。不少人相信他们已金盆洗手。谁知在 1991 年，他们突然重现江湖，有时 1 个月作案 40 多起，猖獗程度更胜当年。或许是“业多必失”，太过追求数量而失之“疏忽”，1992 年 1 月，他们终于被当场抓获、锒铛入狱。

盗贼团伙为两人，P. 萨莱诺（Peter Salerno）和 D. 拉特拉（Dominick Latella）。他们是一对年过半百的老搭档。80 年代金盆洗手后，他们开始做正经生意，但却失败，盗窃珠宝积累的钱财也消失殆尽。有道是祸不单行，萨莱诺的妻子格洛丽娅（Gloria Salerno）又被诊断为乳腺癌。于是，为了筹集医疗费，挽救格洛丽娅性命，他们只好重操旧业了。对重出江湖的原因，他们供述：干这一行的是没有医疗保险的。这真令人无语啊。

在日本，不论是盗贼还是别的职业，任谁都可自由加入国民健康保险。保险费也设有上限，一个人不论收入多高，每年也最多缴纳 61 万日元（2008 年数据）。然而在美国，在以民营为主的医疗保险制度中，不仅是盗贼，甚至连自营业者要参保都非常困难。而且个人加入商业保险时，保险费之高，几乎是令人难以想象的。例如，在马萨诸塞州，若个人加入蓝十字蓝盾公司的医疗保险，1 年的保险费约折合 160 万日元（家庭用管理医疗保险，Health Maintenance Organization ，HMO，2005 年）。它根本没有“各尽所能”这一说，不管参保者收入多少，一律得按这个价格缴纳。保险费再高，只要能参保也还算是幸运的。很多州还容许保险公司以既往病史为由拒绝一些人群参保（例如，青少年因粉刺使用过昂贵的抗生素，也被认定有既往病史，全家因而被拒绝参保。这样的案例层出不穷，已引起社会关注）。

其实，笔者在美国加入的也是蓝十字蓝盾公司的保险。由于该公司是非营利性的，经营上还算有良心，口碑也不错。然而，在市场机制下的美国保险业界，竞争激烈，即使是非营利性企业，要想生存，也不得不采取与营利性保险公司相差无几的经营手法。如果经营状况改善，他们无一例外也会向高管们奉上巨额奖金。例如，据报道，2005 年，为奖励改善了收益，蓝十字蓝盾公司向首席执行官支付了 220 万美元奖金，一时舆论哗然。

能给高管们发巨额奖金，财政状况也一定得到了改善吧？然而其后不久，笔者就收到该公司的保险费调整通知：从下年度起，您的保险费将上调 30%。这才是真正的江洋大盗啊，医疗保险！

05 医疗参与，权力归于老人？

《体育画报》(Sports Illustrated)、《新闻周刊》(Newsweek)、《美国医学会杂志》，从体育到医学，我在美国订阅的杂志可谓五花八门。种类实在太多，连我自己都搞不清究竟有哪些。不过，最让我期盼的还是《AARP 杂志》。

AARP 是一个以促进老人权益为目的的非营利性组织。直至 1999 年，其正式名称为美国退休者协会（American Association of Retired Persons)。其后，鉴于非退休者会员（参加资格，50 岁以上）占半数以上，故该组织将其简称 AARP 定为正式名称。在美国，50 岁以上的中老年人群占总人口的 1/4，其中有 1/2 即 3500 万人为 AARP 会员。AARP 会刊——《AARP 杂志》向所有会员派发，堪称“世界上发行量最大的杂志”。

满 50 岁后，我毫不犹豫就加入了 AARP。每年会费仅为 12.5 美元，非常便宜，而且他们还向会员提供面向中老年人群的各种保险折扣。《AARP 杂志》（双月刊）内容也非常有趣（相对于年会费，仅杂志也物超所值了）。

《AARP 杂志》向老人、准老人们提供各种生活、理财建议，内容充实有趣。各期的封面人物也总是别出心裁，一般都为 50 岁以上的知名人士。例如，2006 年 5 ~6 月刊的封面人物，就是原甲壳虫乐队（the Beatles）的 P. 麦卡特尼 (Paul McCartney)。标题“当保罗 64 岁”，无疑是源于麦卡特尼那首名曲“当我64岁”。他6月份也正好满64岁。看着麦卡特尼的封面，我不禁浮想联翩：如果J.W.列侬（John Winston Ono Lennon）还活着，他是否会再戴上全共斗（日本激进学生运动组织）的头盔，再配上“权力归于老人!”的标题出现呢（1971年，当列侬喊出“权力归于人民”时的照片上，他身着夹克，头戴写有“叛”的全共斗头盔）?

为什么会想到列侬，并幻想老人们也参与政治活动呢?其实，作为老人权益代言人，AARP一直积极参与政治。例如，布什政权在第二任期伊始，即推出公立退休金民营化政策，并将其定位为内政的主要政策目标。对此，AARP立即开展反对运动：在欧洲实行民营化的国家，只有商业公司赚取了退休金运用的手续费，获得实惠，国民却只是遭受损失。由于与老人、准老人们的切身利益相关，因此，代表老人、准老人们的AARP的反对使布什的这项政策很快就流产了。

AARP拥有巨大的政治影响力，这与其成立之初即积极参与老人医疗问题密不可分。AARP的前身为全国退休教师协会（National Retired Teachers Association），成立于1947年，旨在为退休教师提供医疗保险（当时，老人很难购买到医疗保险，大多数老人为无保险者）。其后，由于“其他老人也应有医疗保险”的呼声日益高涨，会员资格扩大到所有老人。1958年，全国退休教师协会正式扩展为现在的AARP。

1965年联邦政府创设公立的老人医疗保险，并运营至今。在美国，医疗按市场机制运营，唯有老人医疗保险对老人的优待甚至超过号称全民保险的日本。对于这一切，AARP 功不可没。

而日本的医疗却正朝着不正常的方向发展。医疗与老人的切身利益相关，却看不见他们对此拥有任何政治影响力。政府设立高龄老人（75 岁以上）医疗制度，其最大目的就是将老人群体单独区别开来，以抑制医疗费。然而政府却完全没有听取老人们的意见，便让该制度匆匆忙忙开始实施，结果造成很大混乱。如果日本也有类似 AARP 的组织，在医疗改革上，那么财务省、经济界就不可能如此一意孤行了吧？

无论在日本，还是美国，二战后婴儿潮时期出生的一代人都正在步入老人、准老人时代。然而，美国的那一代人拥有 AARP，拥有有巨大的政治影响力。他们捍卫着自己的医疗、退休金等。而日本的同时代人呢？在学生时代，他们也曾头戴头盔，斗志昂扬地进行“革命”。然而，现在呢？当与他们生命攸关的医疗改革正背离常态，越滑越远时，他们却是如此顺从，听之任之。

在日本医疗界，很多在医院就职的医生因工作繁重、“精疲力竭”而退职。长年的医疗费抑制政策已使日本医疗面临崩溃的危机（儿科、妇产科已出现医生不足，患者就医困难的局面）。医疗一旦崩溃，首当其冲的受害者必然是老人、准老人这一年龄层。现在，难道他们不应立即行动起来，力阻日本医疗走向崩溃吗？

医师协会既然有闲暇讨论是否支持执政党，他们是否也应鼓起勇气、拿出气概，为现在及将来的老人患者们“路见不平一声吼”呢？医疗者是否也应挺身而出，为设立日本版AARP而尽一份心力呢？也许现在正是老人们宝刀未老，重温当年头戴头盔、激情高呼的最佳时机吧？权力归于老人！

06 死刑执行，违背医学伦理？

毫无疑问，废除死刑已成为世界潮流。美国和日本一样，是发达国家中仍然维持死刑的少数国家之一。在美国，关于废除死刑的论争，依然非常激烈。

从全国范围来看，美国确实仍然保留着死刑制度，但马萨诸塞等 13 个州已经正式废除了。还有不少州虽然尚未从法律上正式废除，实际上也已经停止执行死刑。

2007 年 1 月，北卡罗来纳州实际上也被迫停止执行死刑。2006 年 4 月，以内科医生 R. 比尔布洛（Robert Bilbro）为首的 5 名医生联名上书州医疗委员会（North Carolina Medical Board），指出医生参与执行死刑的行为与医生“挽救生命”的根本职责相悖；医疗委员会必须从医学伦理的角度明确医学界的立场，即在死刑执行中医生究竟负有什么职责。

医疗委员会是否会认真对待自己提出的问题呢？医生们心里也没有底。2007 年 1 月，医疗委员会全体委员一致决定：医生参与执行死刑的行为违背医学伦理；今后，将对参与行刑的医生予以处分，包括吊销或停止行医执照等。医疗委员会还指出，美国医学会伦理也规定医生不得参与执行死刑①。

---

① 美国医学会的伦理规定不具有任何法律约束力，至多只是一民间团体的“奋斗目标”而已。但医疗委员会具有管理行医执照的权限，因而其决定具有很大的强制力。

医疗委员会的决定使州监狱管理局（North Carolina Department of Correction，负责管辖所有监狱事务）突然陷入窘境。因为北卡罗来纳州法律规定执行死刑需有医生在场。医疗委员会做出决定后，没有医生再同意参与执行死刑（监狱管理局内部的医生也拒绝参与）。

这样，北卡罗来纳州被迫停止执行死刑。州也与医疗委员会协商，企图寻求妥协的解决方式，但遭到彻底拒绝。2007 年 3 月，该州以检察长的名义起诉医疗委员会，要求法院判决执行死刑不属于医疗行为并禁止医疗委员会处罚参与执行死刑的医生。

为什么死刑执行是否属于医疗行为会成为争论焦点呢？在美国，死刑执行方式通常为注射致死性药剂，北卡罗来纳州也不例外。注射死刑执行方式一般分为 3 个阶段：①注射强力安定剂；②注射肌肉弛缓剂；③注射氯化钾。这种死刑执行方式是否人道？而死刑执行过程中出现的不少失误和事故也引起很大争议。2005 年，《柳叶刀》杂志（365 – 9468：1412 – 4）报道了对美国死刑犯行刑后的调查结果：其中 90% 的人血液中硫喷妥钠（Sodium thiopental）浓度低于手术标准，40% 以上的人应还有意识。该报告显示现行的行刑方式可能给死刑犯带来非人道的痛苦。

2006 年 12 月，在佛罗里达州，执行死刑时出现事故。它不仅耗时比平常增加 1 倍多，还不得不反复注射。解剖结果发现，原来是静脉针头脱离静脉。杰布 · 布什州长决定在该州暂时停止执行死刑，并指示建立相应体制，防止类似事故发生。

北卡罗来纳州诉讼结果如何，尚不得而知。但是，很明显根据医学伦理规则，医生不得参与执行死刑。今后，该州将很难找到医生参与执行死刑了吧？

附记：

本篇写于2007年6~9月。其后北卡罗来纳州最高法院判决，医疗委员会禁止医生参与执行死刑的决定无效。不过，自2007年1月医疗委员会禁止医生参与执行死刑后，至少至2009年2月，本书校对时，该州还没有执行过死刑，已实质上“废除死刑”。

07 医疗版“有轨电车”难题

在伦理学领域，有一个被称为“有轨电车”难题（trolley problem）的两难决策。

问题1：你发现一辆有轨电车疾驶而来。有5人正好行走在电车行进方向的轨道上，可他们谁也没注意到电车到来。如果你扳动道岔，使电车变轨，便可挽救这5人的生命。然而，变换的轨道上也有1人在行走。要救5人的生命，则必须牺牲另1人。你是否扳动道岔？

问题2：你发现高架桥下一辆有轨电车疾驶而来。有5人正好行走在电车前进方向的轨道上。如果你将站在身旁的1人推下去，挡在轨道上，电车就可停下。你是否会为救这5人的生命而牺牲另1人呢？

在两个问题中，设定同是为救5人生命而牺牲1人。然而，对问题1，几乎所有人都回答是，问题2则是否。尽管两种行为产生的结果相同，为什么人们会做出完全相反的判断呢？

对问题2，还有一个医学版的。

问题2，医学版：救护车送来5位危重患者。2位需进行肾脏、另3位需分别进行心脏、肝脏和肺等器官紧急移植手术才能挽救生命，而且没有时间寻找捐献器官。这时，1位正在急救室外献血的人，血型与5人相符。如果你是外科医生，你会为救5位危重患者而牺牲1位献血的人去进行器官移植吗?

问题 2 的医学版情形与有轨电车难题相同，即为救 5 人生命而牺牲 1 人。对此，几乎所有人也回答否。而且，对问题 2 的无论哪个版本，人们回答否时，几乎都没有任何犹豫，总是斩钉截铁的。

从笛卡尔、康德时代开始，人们就相信只有人类才有道德感并用理性做出善恶判断。然而，对有轨电车难题中问题 2 的判断，人们几乎都是凭直觉瞬间做出的。善恶判断仅由理性决定的说法，就很难解释这种现象了。

人们对问题 1 和 2 做出完全相反判断的原因被认为是：如果为挽救多数人生命而把站在身旁的人推下去，或夺走健康人的生命去做器官移植等，都是亲力为之的直接行为；而扳道岔则是间接行为，两者感情介入程度大相径庭。近年来神经生理学研究发现，不仅是理性，情感也参与了伦理、道德判断。

对有轨电车难题判断的生物学性解释，J. 格林（Joshua Greene）等人的研究颇为有名。他们利用核磁共振（MRI）技术，观察、解析在解决有轨电车难题以及进行类似两难决策时，被实验者脑内区域活跃状态。结果表明，发生将身旁的人推下桥等直接行为时，脑内活跃区域不仅有理性思考相关区域，还包括情感相关区域，而最终判断则是在两者平衡下做出的（《科学》杂志 Science 293 – 5537：2105 – 8，2001）。

2007 年，一位大脑额叶皮层受损的患者对有轨电车难题做出了与普通人迥然不同的判断。众所周知，大脑额叶皮层是与同情心、羞耻心、罪恶感等社会性情感相关的区域。该患者明显更倾向于回答：为了挽救多数人的生命，即便把身旁的人推下桥，也在所不惜。他的情形进一步佐证了这一说法，即伦理性判断是在理性与情感的平衡下做出的（《自然》杂志 Nature 446－7138：908－11，2007）。

08 哀T君，迟到9年的道歉信

T君，自你去世，已经过去9个年头了。为了让你的去世不致毫无意义，我一直稍尽绵薄。然而，微力所不逮，日本医疗愈加恶化。作为朋友，我向你表示衷心的歉意。

回想起来，那是1997年8月，中学时代的友人邮件告知你病倒了。你在医科大学附属医院当儿科医生。有一天，在值完夜班后的清晨，你倒在了值班室，被诊断为蛛网膜下出血。约20天后，你在昏迷中结束了自己43年的短暂生命。

我一直万分惭愧，因旅居海外未能参加你的葬礼。直到几年后，我才从同学那里得知葬礼的情形。前来吊唁的有很多是你治疗过的患儿，其中有一个孩子还不明白死亡是怎么一回事儿。他将一片有青蛙图案的创可贴供奉到遗像前，对你说道："T先生，您经常说，贴上卡通创可贴，马上就不痛了。现在，您也贴上这个，快点好起来吧。"当时全场一片唏嘘。听到这些，我也忍不住热泪盈眶。中学时代的你就心地善良，对待患儿，你一定也是非常和蔼可亲的。

令人吃惊的是，1年半后，你的去世消息上诸报端，成为一大"新闻"。在日本，很少有医生的去世被认定为过劳死。你的去世被认定为劳动灾害所致，所以成了"新闻"。据报道，你在病倒前，至少连续12日一直上着班，其中还值班2次，每天加班时间至少3小时以上。病倒前几天，你几乎没有合眼，连续工作。对在日本医院就职的医生来说，这种超负荷劳动是家常便饭。正是这种积习，终于让你死于“非命”。

在报道中，你所就职的医院院长这样说道：我们也在研究改善工作体制，但儿科用药量小、诊疗报酬低，很难轻易增加医生人数。他的发言可谓一针见血：①儿科医生超负荷劳动，事态严峻；②诊疗报酬的额度、机制等日本医疗制度、政策上的结构性缺陷，正阻碍着医生劳动环境的改善（不过，在我听来，弦外之音却是：“那是制度上的问题，我们也无能为力。儿科医生过劳死，也是没有办法的事。”这实在是令人义愤填膺）。

在报道的最后，一位医科大学教授指出：同样的悲剧，今后在哪儿重演，也并不稀奇。他强调日本儿科医疗面临着整体危机。你去世9年后，日本医院就职医生的超负荷劳动状况，非但未得到改善，反而已经蔓延到妇产科、麻醉科、内科等。

T君，你是因过劳而去世的。你一定觉得不可思议，日本医生的超负荷劳动，为什么还在继续恶化呢？其实，你的去世被认定为劳动灾害所致，并成为“新闻”这一事实，本身就隐藏着答案。

通常，认定为劳动灾害所致的过劳死标准为1个月加班100个小时以上。而医生值夜班很少被认定为加班。尽管医生值夜班时几乎一直在工作，完全没有时间休息。然而一般人认为值夜班不过是查查病房，算不得工作。因而，医生被认定为过劳死时，1个月除值夜班外，还需加班100个小时以上（T君也必定是除值夜班外，加班时间超过100个小时。否则，不会被认定为劳动灾害所致）。

T君，你是1997年去世的，你对“厚劳省”这个词有点儿耳生吧？你去世后不久，厚生省和劳动省合并。现在，他们既主管医疗，又负责监督、贯彻执行劳动基本法。作为医疗、劳动两大领域的“大本营”，他们却默认医生值夜班时间不计入劳动时间的“花招”，对违反劳动基本法的事实听之任之，也对全日本医生被迫超负荷劳动的状况麻木不仁。

厚劳省的不作为不仅仅体现在超负荷劳动问题上。超负荷劳动的根本原因在于医生不足。对此，厚劳省也采取偷换概念的办法，将这种状况称为医生分布不均，拒绝承认医生严重不足的事实①（所谓医生分布不均，可以理解为在有的地方医生过剩，在有的地方医生不足，医生分布呈不均衡的状态。可在日本，哪儿有妇产科、儿科医生过剩的情况呢）。

T君，你就是因过劳猝然而逝的。你一定深知：正是由于医疗者们长期超负荷劳动、默默支撑至今，日本医疗才拥有的世界第一的“低成本”。现在，不少在医院就职的医生因身体吃不消，纷纷辞职，转而独立行医。医院内医生不足的情况愈加严峻。现在，作为日本医疗核心的医院，正不堪重负摇摇欲倾。医疗面临着崩溃的危机，而政府却企图进一步抑制医疗费。这真让人不寒而栗啊。

---

① 本篇写于2006年9月。2008年，即T君去世后11年，福田内阁一反历届内阁奉行的控制医生数量政策，开始扩大医学院招生人数。

T君，正如你的猝逝所示，无论在医生不足，还是医生的超负荷劳动上，日本医疗至少在1997年就已陷入深刻的危机。在其后9年间，厚劳省和政治家们，仍然默许值夜班时间不计入劳动时间，将医生不足的事实偷换成分布不均的概念，拒绝承认问题本身的存在。日本的医疗政策，由这群脑细胞进入休眠状态的人来掌控，还能有什么指望呢？

T君，真该在你有生之年问一下，你的那种卡通创口贴，患儿一贴就好的那种，到底在哪儿能买到啊？我真想给厚劳省的那些官僚和政治家们的头上也贴一贴：快点醒过来吧！

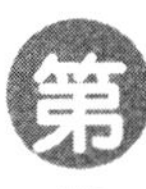

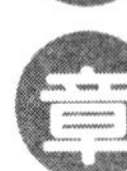

日本医疗中的患者权利

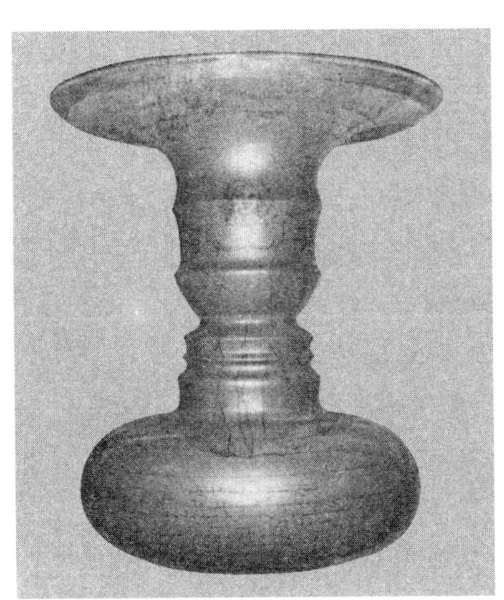

患者权利协调会

李 10 年前，池永先生领导成立了患者权利协调会（以下简称协调会）。2009 年 5 月，您们还将邀请来自英国、荷兰的专家，举行纪念成立 10 周年的国际研讨会。能否请您介绍一下协调会的活动情况？

池永 1999 年 6 月，协调会成立。7 月，正式开始运营。我们的目标是：通过患者、家属与医疗者或医疗机构直接对话，应对医疗纠纷、医疗现场出现的问题等，同时提高医疗服务质量，避免再次出现同样的问题。

为什么会成立协调会呢？1999 年 1 月，横滨市立大学附属医院发生了弄错患者事件。其后，在各种尖端医疗机构，几乎每个月都出现这样那样的医疗失误、事故。在这种情形下，我想我们必须做点什么。

李 对医疗者来说，从患者的投诉中学习是非常重要的。先生设立的协调会就在九州大学附属医院门前，听说当初可是他们的“眼中钉”啊。后来怎么演变成合作关系了呢？

池永 医疗纠纷、医疗事故等一直以来都是通过法院判决，确定是否存在法律责任。协调会成立之初，即着眼于在医疗现场通过对话解决问题。安全医疗本来就是患者和医疗者共同追求的目标。无疑，医患双方直接对话是实现这一目标的重要途径之一。当然，这需要医疗机构的合作，为此我们竭力争取。

尤其是当患者不幸死亡、家属对死因心存疑虑时，如果能够通过解剖，向家属提供解剖结果，家属则有可能做出冷静判断，问题也可能通过对话得到解决。但是很遗憾，当时，即便家属对死因心存疑虑，也不知道该怎样申请解剖。如果家属报警，进行司法解剖，解剖结果也只是用于刑事案件的调查记录，并不向家属和医疗者公开。当然，医院还可向家属申请实施病理解剖，并将结果告知家属。但是家属可能本来就怀疑医院，对医院实施解剖更是心存抵触，因此医院也很难向家属提出解剖要求。我们想，如果可以建立一种应家属要求进行解剖并将结果仅仅告知他们的制度就好了。

李　就是委托解剖制度吧？

池永　对。这在法律上也是可行的，协调会和池田典昭教授（九州大学法医学研究室）签署了备忘录，开始介绍、支援委托解剖。医患双方不再对立，而是冷静地分析医疗事故原因，这可是一大转折啊。

李　这样，在共同合作中，您们与九州大学建立了信赖关系。

池永　虽然和九州大学建立了合作关系，但是在临床现场，尤其是民营医院，医疗者对协调会的戒备还是相当深的（笑）。当初就有人深怀疑虑：他们现在套我们的话，还不是为了在法庭上打倒我们。所以在医患双方直接对话时，协调会也派出志愿者到场。医疗者直接听取患者意见，并当场予以解答。在不少案例中，医患双方恢复了信赖关系。不少医院也逐渐认识到从投诉中学习的重要性。

李　好像无过失赔偿制度，也是福冈首开先河吧。

池永　是的，它主要是由福冈医师协会倡导实行的。其中，九州大学附属医院妇产科的医生们也发挥了很大作用。

李 这也与在福冈确立的非法律途径解决纠纷方式有关吧？

池永 从这个意义上说，协调会也略尽绵力了吧。

知情同意现状

李 您在创立协调会之前，还曾参与筹备设立患者权利法促进会，请介绍一下这方面的情况吧。

池永 1980 年前后，很多患者来咨询医疗事故事宜。我们律师界也确立了相应的医疗事故应对体制。有人批评日本医疗是“无对话医疗”，指出它仅将患者视为医疗对象，客体。实际上患者应被当做人来看待，他们才是医疗的主体。因而，1984 年我们发表了患者权利宣言。

在那之前，医疗都是由专家们决定的。他们向患者提供自认为适宜的治疗，完全是家长式作风。因而我们提倡，医疗应向患者提供充分信息，在患者自我决定的基础上进行。当时这种观点在医疗界遇到很大阻力，但它也是一种国际潮流，到 80 年代后期，日本也逐渐接受了这种思维方式。我们认为它应该进而以法律的形式确定下来。1991 年 10 月，患者权利法促进会提出了确立患者各项权利的法律纲要。当时我们的关注焦点是如何以法律的形式确立知情同意原则。

1994 年，厚生省组织了关于知情同意原则实行方式的研讨会，由柳田邦男担任主席。研讨会得出结论：今后医疗必须遵照知情同意原则；知情同意原则不是强加给医生的义务、沉重的负担，而是旨在唤起医疗的活力。研讨会向厚生省提出了关于知情同意原则的意见书。然而要将其形成法律还为时尚早。

李 我认为没有患者权利法是日本医疗现场极度混乱的原因之一。

举两个例子。一是关于终止生命维持治疗的论争。如果遵照患者自主权（包括拒绝治疗权）原则，答案很简单：只要患者明确表示愿意终止生命维持治疗，则医生撤掉生命维持装置就不存在任何问题，更不会出现诸如谋杀或业务过失杀人等荒谬论调。

二是现在出现的一个对患者大不敬的词，叫“魔患”。如果患者权利在法律上得到保障，那么他们就不会要横了吧？而医疗者是否也大可理直气壮地指出：你的要求太过分了！

在生命维持治疗中，是否存在无视患者自主权的情形呢？因此，也才有学会规定：不得终止生命维持治疗；患者一旦戴上呼吸机就不得撤离等。在其他国家的医疗界同行看来，这是多么荒谬啊。

如果有患者权利法就不会出现这样的情形了吧？在美国，无论哪个州，都制定有患者权利法。患者权利定义明确，它们都依法得到保护。

池永 您说得很对。如前所述，厚劳省的研讨会也指出了知情同意原则的重要性。实际上，在日本，人们对它的理解还并不充分。所谓知情同意，就是患者在得到充分信息并理解的基础上，按自己的意愿做出决定。知情同意的主语应是患者，然而在日本，它却被置换成了医生，甚至在医疗杂志上也出现这样的情形。例如，一家杂志上有这样的表述，“在现在的癌症治疗中，怎样取得患者的知情同意至关重要”。知情同意的主体竟然成了医生。作为专家证人，我出席了厚劳省组织的关于病历公开制度的法律研讨会。对与会者的发言，当时我怎么听都觉得格格不入，禁不住“大放厥词”：知情同意的主语是患者，而不是患者以外的其他任何人！对此，在场的医疗界人士、大学教授们等竟然都颇感吃惊似的。

李　还有一位医生表示他很难告知患者诊断结果是癌症，所以决定不告诉。而他在病历上却写下：得到家属知情同意。“啊?”。(笑) 患者根本不知情。

池永　是啊，关于知情同意，在医疗现场，确实存在各种各样的问题，在法律制度上也不例外。当然，在法院判例中，患者在治疗上的自主权是得到认可的。在耶和华见证人患者拒绝输血的案例中，最高法院判决：患者在医疗上的自主权，属于人格权。从20世纪90年代初开始，在各种手术和治疗中，患者的自主权都得到认可。所以，当患者自主权遭到侵害，或医疗者未提供充分信息以供患者做决定时，患者可以违反知情同意为由，起诉要求损害赔偿。已有判例做出相关赔偿判决。

然而，知情同意原则却没有以法律的形式确立下来。虽然医疗者有义务征得患者同意，但法律并没有明确规定，没有患者同意或决定，就不得进行治疗。在日常医疗中，医疗者也更偏重于说明治疗方针，征得患者同意，而几乎没有帮助患者自己做决定的意识。一个人无论在社会上多么成功，可一旦住进医院，就只有听人摆布的份了：医院不告知任何信息，也不征求本人意见，只和家人商量，就决定了一切。

临终医疗决定程序

池永 在生命维持治疗上也是如此。医疗者完全不听取患者意见，擅自插管。在急救时，这样做是迫不得已，无可厚非。而在其他情况下，如果医疗者仍然不确认患者的治疗意见，这就很难让人接受了。

李 更恶劣的情形是，患者已经反复明确地表明自己的意愿，医疗者却不予理睬。这就发生在日本啊。例如，肌肉萎缩性侧索硬化症（Amyotrophic lateral sclerosis，ALS）患者强烈要求撤掉呼吸机，而医生却不撤。患者一声声反复哀求，母亲终于不忍，拔掉了呼吸机。结果，母亲却被以协助自杀的罪名起诉，并被判有罪。

在美国，如果患者已明确表明意愿，医生却不予理睬，继续使用呼吸机，则医生可能被追究责任。如果发生民事诉讼，医生则必败无疑。如果一个美国人不幸在日本患上ALS，并被戴上呼吸机，结果将会怎样呢？如果他希望撤掉呼吸机，他一定会强烈要求吧？如果医生拒绝，毫无疑问这会发展成诉讼吧？

本来，像这样的情形，我觉得日本的患者也应起诉的呀。就得来点儿诉讼骚动（也许用词不妥）什么的，否则，怎么进步啊？

池永 是啊，与临终治疗不同，对ALS患者，或是由法律认可尊严死；或是根据患者事先的书面指示决定患者可否拒绝治疗。日本还没有荷兰那样有关安乐死的法律。一般来说，即便医生应患者要求终止生命维持治疗，医生仍有可能被追究刑事责任。

但是如果严格履行相应程序，并有其他专家参与，则医生有可能不被追究责任。荷兰的安乐死法律就规定了这样的程序。只是在日本，患者权利法尚未制定，更遑论制定关于安乐死的法律了。

李 现在，安乐死一般指通过注射肌肉弛缓剂或者让患者服用大量镇静剂、积极导致患者死亡的行为。而尊重 ALS 患者意愿，撤掉呼吸机，是顺其自然（不是人工延长生命）的行为。在这一点上，医学伦理专家已达成共识。在医学伦理上是这样，在法律上还有另外的认识吧？

池永 在日本，ALS 患者的问题特别突出。在医疗现场，医疗者完全不征求患者本人意见，只征得家属同意，便决定是否撤掉呼吸机、是否注射镇静剂等。这种案例，见诸媒体的只是冰山一角。2007 年，厚劳省终于制定了临终医疗决定程序指南。

非法律途径解决纠纷

李 前面谈到协调会促进非法律途径解决纠纷的问题。打官司，无论对家属、还是对患者本人来说，都是非常痛苦的。当然对医疗者也不例外。在非法律途径解决纠纷上，医疗者应该怎样做呢？您能给一些建议吗？

池永 在美国也一样，首先医疗者应将事实真相告知患者、家属。如果有朋友去世，只要情况允许，一般来说，人们都会拨冗吊唁的。死生莫大焉！同样，如果患者去世，首先医疗者必须真诚应对；然后，再从医疗上、法律上认真调查研究发生的案例，并将结果告知家属。而且，全部病历复印件也交给家属。

李 医疗者出于警戒心理，很容易先担心告知真相会不利于应诉。以前，医疗者被起诉时常常拒绝让家属看病历。其实，这样做正好适得其反吧？

池永 是的。在一次医疗事故调查中，我向家属报告了结果，并得到了他们的理解。谁知远道而来的亲戚却横生枝节："这样的调查结果，是不是隐瞒了医院的过失啊？"对此，家属反而反驳："你在说什么呀！医院把全部病历复印件都给我们了。这儿从来不那样干。""是吗，拿到病历的复印件了？"亲戚不再置言，一场风波消弭于无形。

李 远道而来的亲戚，对医院来说，可是大大的隐患啊。（笑）看来，医疗者与患者、家属建立良好的信赖关系，总是真诚应对，这也很重要啊。在关键的时候，它还可避免远来的亲戚们"挑起事端"呢。

池永 是啊。还有另外一点，在协调会的活动中，它已经显得非常突出了。法院判决是通过国家机构解决纠纷，成本非常高。现在，日本正在提倡通过仲裁中心等解决纠纷。但是，无论是判决，还是仲裁，都是以救助受害者为目的，即如何救助已经发生的伤害。

然而患者家属希求的却是：请告诉我们，人好好地走进医院，为什么出来却面目全非；或者事故虽然已经发生，无可挽回，但希望不要再出现类似事故等。法院判决的目的是救助赔偿，因而它是无法满足患者家属的这些想法和愿望的。该怎样应对这些问题？我们逐渐意识到其重要性。世界卫生组织（WHO）提倡通过非法律途径申诉程序调查原因、构筑防范体系等提高医疗质量的做法，与我们的想法可谓不谋而合。

不想知情的权利

池永 1994 年，世界卫生组织欧洲会议发表了关于促进患者权利的宣言。它指出患者既有知情权，也有不被告知的权利和不想知情的权利。其时，在日本，关于知情同意、如何促进患者权利等问题的讨论方炽。我们正提倡对癌症患者也如实告知实情。所以，当有人反驳“不对，WHO 都说了患者有不想知情的权利”时，我们的惊讶可想而知。于是我们决定去日内瓦 WHO 总部考察。

我们和 WHO 欧洲会议宣言的一位起草人进行了交谈。我们了解到知情同意是医疗的根本原则，知情权与不想知情的权利并不完全平等。而且我们还第一次听说投诉调查申请权。当患者认为自己的权利遭到侵害或未被尊重时，他不仅可投诉，还有权要求医疗者调查原因、采取必要对策，并报告结果。医疗者有义务满足患者要求。据说投诉调查申请权是一种新的患者权利。为此，需设立相应机构（医院内外，第三方机构）来应对。对我们来说，这又是一个不小的吃惊。当然，日本并没有这样的机构。

李 不行啊，日本的医生本来就是老牛负重，喘声连连了。要是再加上这些事情，那可就……（笑）

池永 这并不是要医生，被患者投诉的本人，来亲自应对。而是医疗机构，作为组织，应患者申请，调查原因、建立防范对策。建立这样的体制是非常重要的。

李 再来谈谈不想知情的权利吧。实际上，这与国民性有关。对美国的医生们来说，知情同意原则是理所当然的，将病情如实告知患者也是再自然不过的事。然而，作为一个移民国家，患者出身国家背景可能相差很大。被告知病情时，有些患者明显遭受打击，或病情急剧恶化（尤其是来自东欧、韩国的移民）。医生们开始认识到出生于一些国家的患者被突然告知病情时，有可能会陷入恐慌状态。

考虑到文化差异，医疗者该怎样履行知情同意原则呢？具体来说，当怀疑患者患癌症时，医疗者就明确告知并确认其是否愿意知晓检查结果。例如：是疑似癌症，需进一步检查；如果检查结果是癌症，您想自己知道吗？或者希望将结果告诉其他什么人？如果患者表示，“我一点儿都不想听到癌症什么的”，则要求他指定代理人，代为行使知情同意权。这种方法就兼顾了患者出生国家的文化背景差异。

不知道美国的这种方法在日本是否行得通。在美国，本人意愿可以由与本人最亲近的人最大限度地推断。“假如患者现在自己表述意愿，那会是什么呢？”以这种形式推断患者意愿是被认可的。

池永 美国的个人自主权，并不是指无论什么事情都由本人决定。患者也可以指定医疗上的代理人，代理人所做的决定视同为本人决定。然而在日本，患者指定代理人的权利并没有得到法律保障。做医疗决定好像与代理人没有关系，本人才是关键。这种认识真的很奇怪。

本来，患者在病中，若自己决定，肯定要经历肉体、精神上的双重痛楚。如果患者指定代理人，由代理人全权代理他，也许他的意愿能更好地得到实现。这也是国际性的人权规则，日本却一直不予承认。

李 好像在棒球界也一样。代理人不能进行合同谈判。（笑）

池永 这倒不清楚。在日本，更不用说在医疗上的代理人制度了。就是在一般领域，代理人也不被认可。如果你委派了律师，对方可能反应激烈，“居然派律师来，你究竟想怎样！”于是再生事端。

治疗时，医生、家属皆未向患者告知实情，患者当然也无法行使知情同意权了。

李 如果医疗者要将患者病情告知他人，严格地说，他也需征得患者同意。也许患者本来不想让他人知晓，如果医疗者未经患者同意就擅自告知他人，那么医疗者就侵犯了患者的个人隐私权（个人信息保护）。

池永 如果不了解相关信息就无法行使自主权时，原则上患者自身是应该知晓的。

所以，在 WHO 欧洲会议宣言中，尊重患者不想知情的权利是有条件的，即很明显相关信息不会对患者产生任何积极作用，反而会带来巨大打击，而且其他专家也赞同这种认识。只有理由充分而且令人信服时，患者不想知情的权利才能得到尊重。只有患者事先明确表示不想知情，医疗者才可以不告知患者，但一定要告知代理人。然而，在日本，几乎没有代理人制度。如果本人不想知情，就没有人来接受相关信息，并代为行使自主权了。

李 在日本，长期以来就只好由医生越俎代庖、勉为决定了，而且这种做法至今仍颇盛行。我一直认为，日本医疗最欠缺的就是规则，不能按规则行事。不少人一听说规则，可能立刻就起而驳斥：日本不是那种社会，也没那种文化。那么，是否可从医生的立场出发，制定患者权利法，明确规则呢？（笑）

池永 这样，医生的工作肯定会更好做一些。

李 是啊。对无理蛮横的患者，医生就可以解释：规则就是这么定的。

禁止心肺复苏指示

池永 在美国，生命维持治疗的现状如何呢？我接受委托，是好几个人的成年监护人和治疗上的代理人。其中一位已经去世。当时他的孩子在国外，如果他出现紧急情况，则由我作为他医疗上的代理人，出面应对。

这位老人一直住在老人护理设施里，他患有右脑梗塞，活动不便。一次他因左脑脑血管突然出血被送到急救医院。当时医生打来电话，直接就问："可以出禁止心肺复苏指示吧？"言下之意，这位老人已经上了岁数，本来就患了右脑梗塞，这回左脑又出血，如果出现什么情况，就可以不进行心肺复苏了吧？

我的回答是："请等一下，我对患者的病情还一无所知，怎么就？我这就过去。"到了医院，我呼唤老人时，他认出我来，“啊，律师先生。”在详细确认老人意愿后，我告诉医院：今后再出现紧急情况时，可以不做心脏按压或戴呼吸机等，但可以对心脏进行药物治疗；必要时，由医院进行上述处置后，再跟我联系。

结果老人恢复顺利，其后转院进行康复治疗，又生存了 1 年半左右，语言交流也没有任何问题。一般来说，上岁数的老人如果突发疾病送到医院，医生们很容易就叫过家属，“可以出禁止心肺复苏指示吗？”然后就要往病历上写。

李 “可以吗”是怎么回事？

池永 现在，在医疗现场有这样的情况。10 年前存在这样的现象：尽管患者表示不想成为意大利炒面似的（身上插有多种插管），但医生还是不撤掉生命维持装置，于是引发了对尊严死的讨论。也许当时医院只要治疗，就能增加收入。现在则正好相反，患者如果不腾出床位，医院就糟糕了。患者长期住院，医院赤字就会增多，甚至无法经营。说得直接一点，最好就是“要死的快点死”。对医院来说，患者一旦戴上呼吸机，就会一直占着床位，成为医院的严重负担。基于这种医疗现实，越来越多的患者就被抛弃了。

在医疗上，最根本的是保护患者权利。在日常医疗中充分尊重患者决定，并予以支持。在临终医疗中，也应充分尊重患者意愿。在医疗上，这非常重要。

这些标准尚未达到，医疗费抑制政策却愈演愈烈，更多的患者被抛弃，情况愈加混乱。在高龄老人（75 岁以上）医疗制度中，如果医生向患者、家属成功确认终止生命维持治疗，医院竟然可申请临终医疗咨询费。这真是咄咄怪事啊。

在美国，终止生命维持治疗是不是与医疗费直接相关?从权利上来看，又是怎样的呢?

李 在谈论医疗伦理和权利时，我最讨厌以成本为前提，或作为理由。那种讨论真的很可疑。以降低成本为目的，提出修改医学伦理规则或置患者命运不顾的做法是绝对不能容许的。

正如您刚才谈到的例子，医生不做任何解释就欲强行做出禁止心肺复苏指示。这显然是违反规则的。最近日本也开始实行禁止心肺复苏指示了。在美国，这也是一个非常微妙的医学领域。患者意愿可能随时间而发生变化。癌症晚期患者，有时可能希望实行禁止心肺复苏指示。然而如果在治疗过程中病情好转，他也可能希望采取各种治疗，取消禁止心肺复苏指示。这种情况时有发生，所以必须随时确认患者意愿。

在日本，禁止心肺复苏指示问题在高龄老人医疗上表现得较为突出。从原则上说，人总是要死的，任谁都应事先确认方可有备无患。

池永 仅针对高龄老人确实有点怪异。

李 是啊。事先确认患者意愿是很自然的事。然而现行医疗制度却弄巧成拙，打出“事先确认，可提高诊疗报酬”这样的臭牌。它反而削弱了医疗者确认患者意愿的积极性，造成负面影响。

还有，在日本，慎用和终止生命维持治疗是区别对待的。在医学伦理上，两者是同一的。但是终止生命维持治疗却可能产生很大副作用，既有情绪性的，也包括司法机关的介入，医疗者因而被置于慎用的尴尬境地。也许患者还可能有救，但医疗者因害怕出现终止生命维持治疗的情况，所以可能从一开始就不作为、慎用生命维持治疗。这样，本应得到救治的患者也可能不幸成为牺牲者。

在您谈到的例子中，慎用生命维持治疗似乎是很自然的事，尽管没有明确的规则。真害怕那些不能理直气壮、正大光明地实施的医疗行为会泛滥成灾。

池永 日本是一个长寿国家。现在，100 岁以上老人就达 3.6 万人。60 岁、70 岁的人都不能称作老人了。

李 在我居住的马萨诸塞州，该州就制作了统一格式的事前指示书，分发给老人。老人、证人签名后，再提交上去。如果老人希望实行禁止心肺复苏指示，如明确表示“我不需要心脏按压，不戴呼吸机”等，即便当时没什么病，他也会戴上州配给的腕带。如果他不幸突发疾病，被送去急救，医生一看腕带就会明白。

信息公开制度

池永 1998 年，即患者权利协调会成立的前一年，在日本，知情同意原则得到广泛认可。患者权利也逐步扩大。既然医疗者需随时向患者提供信息，那么日本是否也应该建立相应的病历公开制度呢？为此有关部门组织召开了关于病历等诊疗信息有效运用研讨会。结果研讨会建议将病历公开制度以法律的形式确立下来。但是日本医师学会却表示：学会将制定内部指南，主动公开病历，请等 3 年。2000 年 1 月，医院开始主动公开病历。

李 这不是按个人信息保护法规定不得不公开的吗？

池永 那时个人信息保护法还未制定。对医师学会主动公开病历，我们没有表示反对，而是理性地给予很高的评价。以前病历都是不公开的。医师学会一直强烈反对公开病历，他们这次的决定是很大的转变。医师学会还规定，对不主动公开病历的医生，将给予处分。为了大力推进病历公开，协调会建议患者索取病历复印件。其后，从 2005 年开始，个人信息保护法开始全面实施，病历公开成为法律规定义务。现在来协调会咨询的人，30% 以上都带有病历复印件。

李 病历公开已经达到这种程度了？

池永 是啊，已经大为改观了。患者可以获取自己的诊疗信息，在某种意义上可以说实现了患者与医疗者的信息共有。只有这样，医患双方才有可能通过非法律途径解决纠纷。个人信息保护法是按国际规则制定的，它确保了人们对个人信息的控制权。然而，这是针对自然人本人的法律，并不直接适用于亡故患者的家属。于是，厚劳省制定了一项指南，规定亡故患者家属可以参照患者本人原则，要求公开病历。1995 年，患者权利法促进会提出了病历公开法纲要。2005 年，10 年后，尽管形式不同，对患者本人公开病历已成为法律义务。

李 这是时代的变化，可以说已经取得了相当大的进步。尽管还存在一些问题，但这已经是向着好的方向发展了。如果能够制定患者权利法，就有更明了的规则了。有教育基本法吧，患者权利法就相当于医疗基本法啊。

池永 患者权利主要内容正逐项形成制度。关于知情同意原则，虽然法律并没有明确规定，但厚劳省在指南中规定医疗者须严格提供相关信息。其后，它又发出通知，要求医疗者必须在病历上标示是否获得患者知情同意（2003 年）。

最近，对医疗相关死亡事件，一种第三方原因调查制度，也就是设立医疗版事故调查委员会正进入立法程序。它的宗旨并不是为了追究法律责任，而是查明事故原因，构筑防范对策，促进提高医疗质量。

李 对此，医疗者却疑神疑鬼。不少人抱怨："媒体不理解我们，法律界也不理解我们。我们每天都拼死拼活的，可却只有受欺负的份儿。"

池永 医疗版事故调查委员会是第三方机构，它能做的事情也有限。当然，医院开展自主调查，从事故中吸取经验教训，这才是最根本的。明确了这一点，医院再将自己解决不了的问题，借助于第三方机构的力量。只有这样，医疗文化才会发生变化。

李 文化是最重要的啊。

池永 我们权利协调会也努力促进患者文化的建设。在咨询中，我们也发现患者开始变化了。他们开始表达自己的意见。有些投诉，正是因患者未向医疗者表达自己的意见而产生的。于是我们建议患者"一定要说出来"，否则问题解决不了。医疗者也要正视患者的变化，自主调查，有问题及时纠正。只有这样，日本医疗文化才会大有改观。

李 非常感谢您接受我的采访。

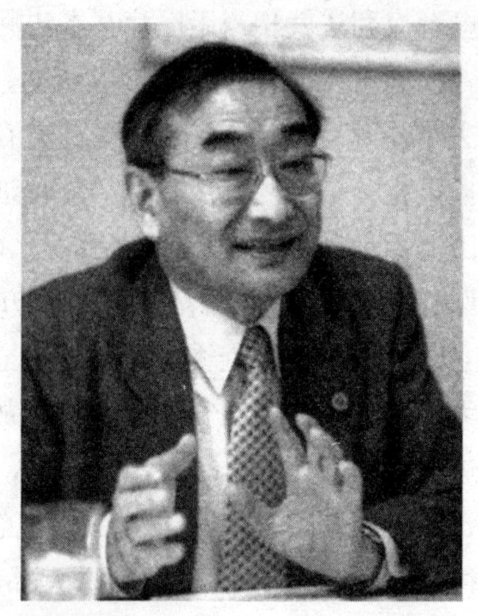

池永满 1970年毕业于日本九州大学法律系。1977年成为注册律师，1980年在福冈市开业。历任九州山口医疗问题研究会法人代表干事、患者权利法立法会事务局长等。1997年后，在英国埃塞克斯大学人权中心（the University of Essex, Human Rights Centre）任特别研究员2年。1999年回国，发起成立患者权利协调会，现任患者权利协调会全国联络委员会共同法人代表。2009年任福冈县律师协会会长。主要著作、编著有《患者权利》（九州大学出版会，日本）、《患者权利协调会劝告集》（明石书店，日本）等。